读客文化

养生谣言危害大
科学漫画护全家

一起来粉碎
朋友圈养生谣言

好奇博士团队　著

海南出版社
·海口·

图书在版编目（ＣＩＰ）数据

一起来粉碎朋友圈养生谣言 / 好奇博士团队著. ––

海口：海南出版社，2020.6

ISBN 978–7–5443–9347–8

Ⅰ.①一… Ⅱ.①好… Ⅲ.①保健—问题解答 Ⅳ.
①R161–44

中国版本图书馆CIP数据核字(2020)第089070号

一起来粉碎朋友圈养生谣言
YiQi Lai FenSui PengYouQuan YangSheng YaoYan

作　　者	好奇博士团队
责任编辑	陈　波
执行编辑	徐雁晖
封面设计	读客文化　021–33608311
印刷装订	北京中科印刷有限公司
策　　划	读客文化
版　　权	读客文化
出版发行	海南出版社
地　　址	海口市金盘开发区建设三横路2号
邮　　编	570216
编辑电话	0898–66817036
网　　址	http://www.hncbs.cn
开　　本	890毫米 x 1270毫米 1/32
印　　张	7.5
字　　数	60千
版　　次	2020年6月第1版
印　　次	2020年6月第1次印刷
书　　号	ISBN 978–7–5443–9347–8
定　　价	42.00元

如有印刷、装订质量问题，请致电010–87681002（免费更换，邮寄到付）

12:00 88%

饮食谣言

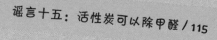

保健误区

年度谣言

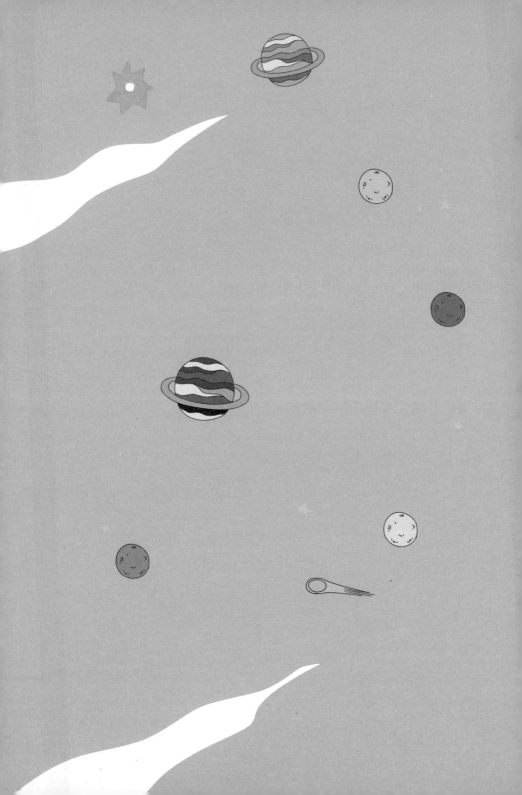

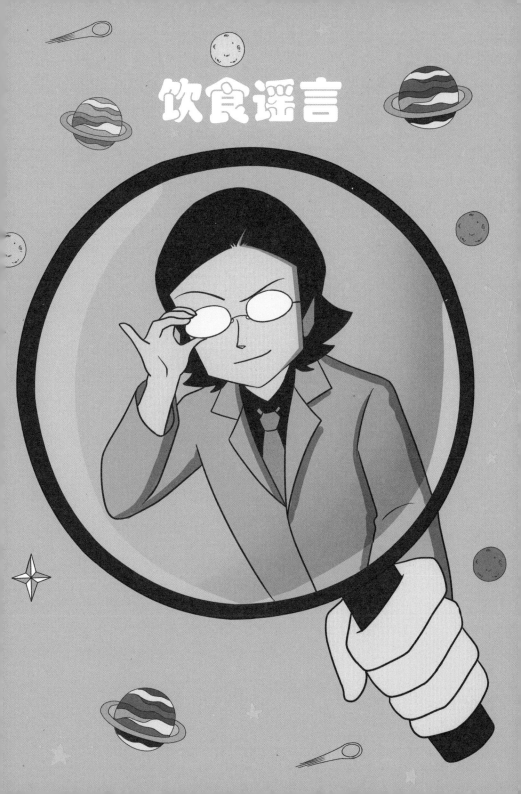

饮食谣言

谣言一：隔夜水和千滚水致癌

不知道从什么时候开始，爸妈们跟水杠上了。他们不光会在微信群里用各种谣言狂轰滥炸，还会在生活中对我们的行动**严防死守**。

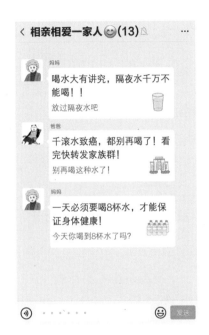

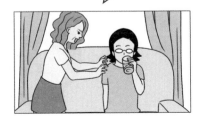

这是隔夜水！不能喝！

1. 隔夜水喝了致癌？

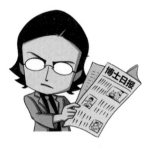

这些传闻都是真的吗？

烧开的水里确实含有亚硝酸盐，而且实验证明，开水放置24小时后，亚硝酸盐的含量会从0.0034mg/L增加到0.012mg/L。

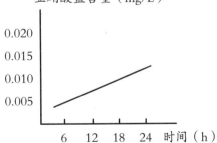

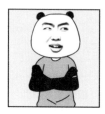

看看！我就说有毒吧！

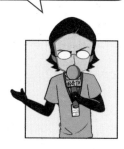

停！我还没说完呢，脱离剂量谈毒性都是耍流氓！

 根据世界卫生组织的标准：亚硝酸盐的日允许摄入量为 0~0.07mg/kg。

也就是说，如果你体重60kg，每天摄入4.2mg以下的亚硝酸盐问题都不大。按这个剂量来算，要影响到身体健康每天至少得喝350L的隔夜水。

体重≥60kg

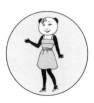

亚硝酸盐 ≤4.2mg/天

$4.2mg \div 0.012mg/L =$ **350L**

已知：

一桶水≈18.9L

按照350L计算，约等于每天喝至少19桶隔夜水。

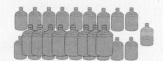

喝这么多，不用亚硝酸盐伤害你，你已经被撑死了！

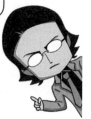

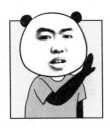

博士我先插嘴问一下,啥是千滚水啊?是滚了1000遍的水吗?

千滚水指的是烧开沸腾了很多次的水。老年人的江湖圈里盛传:千滚水亚硝酸盐超标,喝了有害身体健康。

怎么又是我?

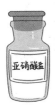

还是那句话:脱离剂量谈毒性都是耍流氓!千滚水里的亚硝酸盐含量其实也**非常低**!

烧开5次后,亚硝酸盐含量为0.028mg/L;

烧开10次后,亚硝酸盐含量为0.03mg/L;

烧开20次后,亚硝酸盐含量为0.038mg/L;

均远低于国家标准:1mg/L。

* 《上海预防医学》杂志在2007年的报道中说,饮水机中的水反复加热52次后,亚硝酸盐的含量也只是国家安全标准的1/43。

因此只要水源安全卫生,千滚水也可以放心喝。不怕费燃气就行!

3. 蜂蜜水能通便排毒?

蜂蜜在某些人印象中一直是种功效逆天的补品。

蜂蜜的奇效

美容养颜，通便排毒，养胃治病，一瓶蜂蜜水，解决所有问题。纯天然的蜂蜜，无添加，童叟无欺，赶紧给爸妈姐妹买一瓶吧!

功效: 美容、通便、排毒

联系电话: 138××××××××

我要告诉你们，以上这些全! 是! 假! 的!

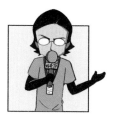

嘴里的蜂蜜瞬间不香了。

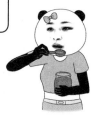

蜂蜜的主要成分是葡萄糖和果糖，除此之外并不含有什么特别的营养成分，所以蜂蜜水跟糖水没有多大区别，喝多了还容易长胖。

你以为的蜂蜜效果

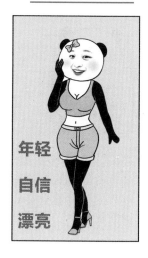

实际的蜂蜜效果

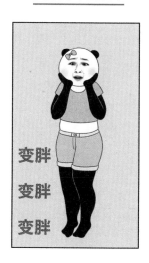

可为什么我喝完蜂蜜水确实感觉排便更顺畅了啊？

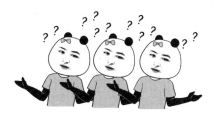

呵呵，这不是蜂蜜水有多厉害，而是你的肠胃对蜂蜜里的果糖不耐受！说白了就是蜂蜜让你拉肚子了。

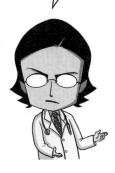

另外我要强调一下：拉肚子≠排毒。人类便便的主要成分是水、没消化的纤维、细菌和消化残渣。这都是身体代谢的自然产物，并不是什么"毒"。

而且如果你不是想"排毒"，就是单纯想通便，可以考虑多吃膳食纤维丰富的粗粮，保证良好的作息，适当运动运动，都比蜂蜜水管用！

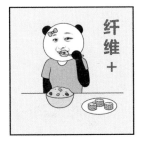

纤维+

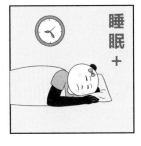

睡眠+

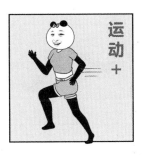

运动+

有种说法是睡前喝水能降低血液黏稠度，可以预防冠心病。

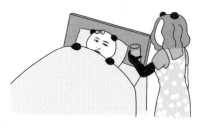

睡前喝点水，对身体好。

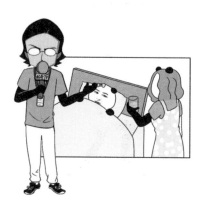

呵呵，你也太看得起一杯水了。

人体内的血液总共大概有4000~5000mL，而一杯水只有200mL，就算全被吸收进血液里，对血液黏稠度的影响也很小。

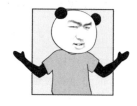

那我多喝点不就行了？

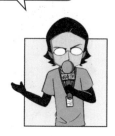

你太天真了！

我们水喝得多了，肾脏会自动减少对水分的吸收，血液黏稠度也不会有太大变化。

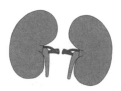

而且冠心病主要是冠状动脉粥样硬化造成的，跟血液黏稠度也没什么关系。

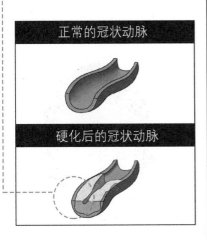

正常的冠状动脉

硬化后的冠状动脉

如果真想预防冠心病，那就老老实实地戒烟戒酒、适量运动、均衡饮食。睡前喝水这种话，渴的时候再听就行了。

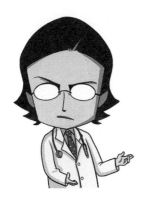

5. 每天要喝8杯水才健康？

《中国居民膳食指南（2016）》建议成年人每天喝水1.5～1.7L，一杯水差不多200～250mL，算下来似乎刚好是7～8杯。

那喝8杯水的说法也没毛病吧？

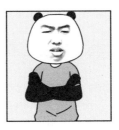

并不是你想的那样，其实我们平时常吃的食物本身就有很多水分。

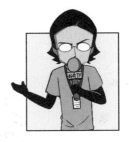

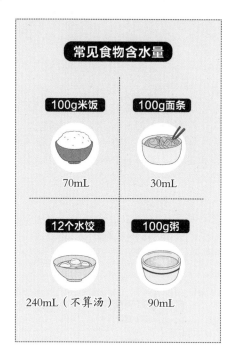

常见食物含水量

100g米饭	100g面条
70mL	30mL
12个水饺	100g粥
240mL（不算汤）	90mL

也就是说，我们吃饭的时候就已经"喝"了不少水，根本不用再另外喝满8杯水。而且8杯水只是推荐量，具体喝多少、什么时候喝还得看实际情况。比如天气热出汗多，那肯定就多喝点，如果觉得不渴不喝也没啥。

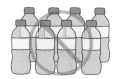

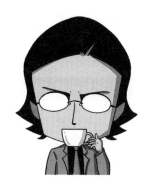

顺便再辟个谣，有人说感觉到渴再喝水就晚了。这个说法太夸张了。

一般你觉得渴的时候，意味着身体流失了大约1%的水，此时再喝水也完全来得及。

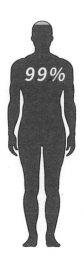

99%

另外我再大胆地分享一个判断自己的身体缺不缺水的小妙招：**尿尿的时候低头瞅一眼尿的颜色。**

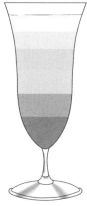

无色透明：喝了太多的水
干草色：身体很正常
淡黄色：身体正常
深黄色：一般正常

琥珀色或蜜糖色：缺水状态
糖浆色或浓啤酒色：严重缺水状态，可能患有肝脏疾病

除了上面这些传闻，现在市面上还出现了各种花里胡哨的水，它们号称有着神奇的功效。

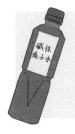

碱性离子水：
恢复碱性体质，
让人不易生病

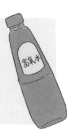

富氧水：
补充氧气，让人活力满满

磁化水：
保健身体、
包治百病

但其实这些都是噱头！请各位老爷仔细想想，如果光喝水就能治百病，还要医生干啥？

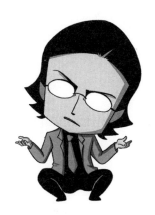

最后，水真的只是一杯水，请大家放过它吧！

附 录：

壹

酸碱体质"假"说

大家可能都听说过"酸碱体质"这个概念，而且深信"70%以上的中国人都是酸性体质"。其实，这是谣言！

人体的不同部位的酸碱度，根本完全不同！

体液	胃液（强酸性）	尿液（弱酸性）	唾液（近中性）	血液（弱碱性）
PH值	0.9~1.5	6.5	7.1	7.35~7.45

人体有强大的酸碱调节体系。除非人生病了，调节体系无能为力，才会表现为酸中毒或碱中毒。所以不是因为"体质偏酸"引起了各种疾病，而是各种疾病导致了"体质偏酸"！

贰

水该怎么喝？

喝水可以保持肌肤水润，还能预防便秘，好处多多。但总有人忘记喝水。鉴于这种情况，我给大家提供几招：

① 杯子总是放在触手可及的地方，保证杯里总有水；
② 每天早上起来先喝一杯水，每次出门前先喝一杯水；
③ 使用App记录喝水，或是买个带刻度的水杯。

叁

另外，喝什么也要讲究！

尽量选择30℃以下的温开水。

橙汁、可乐等含糖饮料好喝但让人发胖，还会影响新陈代谢，每天最多喝一杯，200mL左右。

茶和咖啡具有提神效果，但喝茶要喝淡茶，咖啡也不要猛喝，否则大半夜睡不着可就该哭了！

谣言二：吃什么补什么

从小，我们就听爸爸妈妈说过这种话：

> 多吃点胡萝卜对眼睛好！

> 多吃点猪脑补补脑子！

> 多喝点鸡汤美容养颜！

> 多吃点腰子壮壮阳气！

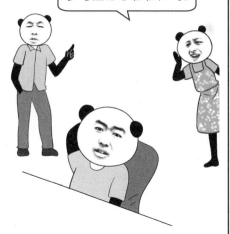

但！是！事实真的跟他们说的一样吗？

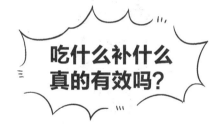

吃什么补什么真的有效吗？

1. 吃胡萝卜能治近视吗？

虽然胡萝卜的切片长得像人的眼珠，但并不意味着它就能补人的眼睛。

胡萝卜里含有的**"β-胡萝卜素"**在人体内能转化为**"视黄醇"**，可以**改善夜间视力**，因此有**夜盲症**的朋友可以多吃**胡萝卜**。

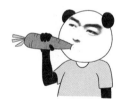

但！除了夜盲以外，胡萝卜对近视、远视、弱视、色盲等问题基本**没有用！**

> 吃多了反而可能让你皮肤变黄。

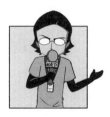

2. 吃核桃能补脑吗？

人们之所以说**核桃补脑**，很大程度是被它的**外表蒙蔽**了。

事实证明，核桃里唯一**补脑**的物质叫"α−亚麻酸"。

而核桃里α−亚麻酸的含量相当之低，远远没有油类的含量高。

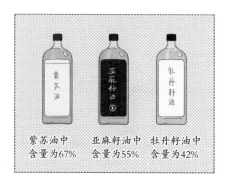

紫苏油中含量为67%　亚麻籽油中含量为55%　牡丹籽油中含量为42%

据世界卫生组织建议，孕妇每日补充1300mg α−**亚麻酸**最佳。相当于每天要吃掉17斤核桃才能真的对脑子好。

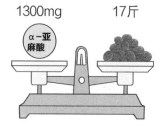

1300mg　　　17斤

3. 多吃韭菜可以壮阳？

之所以有人觉得**韭菜**能壮阳，是因为韭菜里含有锌元素。

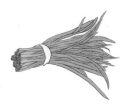

不过很可惜，韭菜的锌含量也少得可怜。

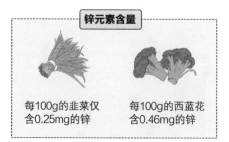

锌元素含量

每100g的韭菜仅含0.25mg的锌　　每100g的西蓝花含0.46mg的锌

如果锌真的能让你更棒更强，那是不是吃西蓝花更管用点呢？

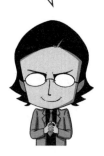

4. 菠菜真的可以补铁？

小时候看《大力水手》时，水手波比每次吃完菠菜就跟用了作弊器一样。

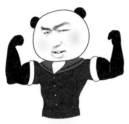

STRONG

父母也总是教育我们：

> 要多吃菠菜，会帮你补铁补钙，长得更高！

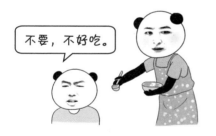

> 不要，不好吃。

但事实上菠菜里含有草酸，不光不会帮你补铁，反而更容易与铁作用抑制铁的吸收啊！

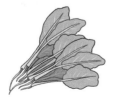

5. 猪蹄能帮助美容？

每一个爱吃猪蹄的女孩都坚定地相信：**猪蹄里富含胶原蛋白，吃了皮肤更紧致更年轻。**

> 好像更精致了！

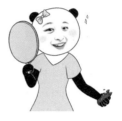

呵呵，偷偷告诉你：
食物里的**胶原蛋白**被分解后，会被吸收**进入血液**。

> 跟你的皮肤几乎不会有任何直接交集，更别说起到美容的功效。

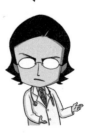

而且猪蹄中含有超多**脂肪**和**胆固醇**，吃一个猪蹄就可以让人体内一天的**胆固醇饱和**。

所以猪蹄吃多了只有一个后果——**会胖**。

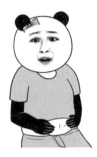

6. 鸡汤可以补元气？

鸡汤一直被称为养生补品，有人认为在被长时间熬煮之后，鸡的所有**"精华"**就在一碗汤里。

少吃点肉，多喝点汤，补！

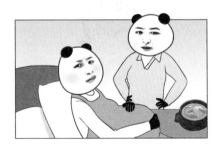

但事实上任何肉汤或骨头汤

都不养生！

一口鸡汤喝到嘴里，你能喝到的除了**水**，就是**盐**和**油脂**，还有微量的其他成分。

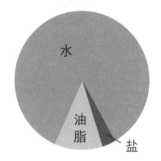

鸡汤的成分

那为什么以前很多人会认为鸡汤大补呢？

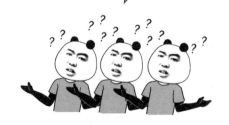

这是因为那个年代人们油脂摄入量普遍不足，富含油脂的汤是个很不错的选择。

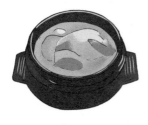

鸡汤喝多了跟猪蹄吃多了是一样的后果——**更胖**。

怎么更胖了？哭了。

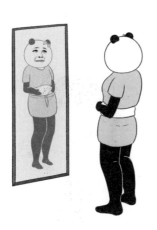

腰子，是动物肾脏的俗称；而肾，是一个男人厉害的象征。

所以，不少人觉得吃串烤腰子就能让自己的肾倍儿棒。

老板，给我来十串烤羊腰子！

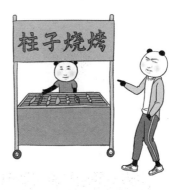

柱子烧烤

但其实，

这种**"以形补形"**的说法毫无科学依据。

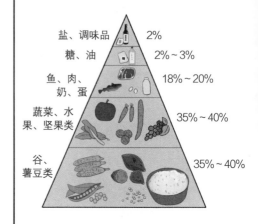

盐、调味品　　　2%
糖、油　　　2%～3%
鱼、肉、奶、蛋　　　18%～20%
蔬菜、水果、坚果类　　　35%～40%
谷、薯豆类　　　35%～40%

而且

猪牛羊的肾脏，都担负着**"排泄有害物"**的责任，所以它们多多少少含有**重金属**。
吃多了还可能引起男性**睾丸**等器官发生**退行性**变化。

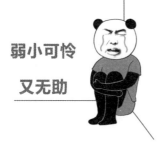

弱小可怜

又无助

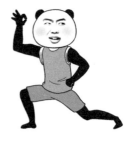

 这应该不是你想要的结果吧。

上图的饮食金字塔模型供老爷们参考。记住，营养均衡才能什么都补！

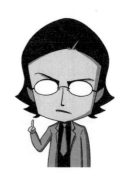

总之，**"吃啥补啥"**就是一种彻头彻尾的**欺骗**。想要**"补"**或者**"养生"**，科学的食物搭配才是关键。

附录：

壹

中国人普遍缺钙。《中国居民膳食指南（2016）》建议，成年人每日推荐钙摄入量为800mg，而中国人每天摄入钙量为338mg，还不到推荐钙摄入量的一半。

贰

补钙最佳的选择就是喝牛奶。每100mL的牛奶当中平均含有104mg钙，而且牛奶中的钙易于被人体吸收，所以喝牛奶是补钙的绝佳选择。乳糖不耐受的人群，可以选择酸奶。

叁

除了牛奶，多吃点蔬菜和豆制品也可以补钙。虽然它们的钙吸收率没有牛奶里的高，但它们的钙含量都比牛奶高。

部分蔬菜和豆制品钙含量

食物名称	钙含量/100g
荠菜	294mg
芥菜	230mg
小油菜	153mg
豆腐干	309mg

肆

吃钙片也是补钙的一个选择，但注意，每次不可多吃。选择200～300mg的小片钙片，少量多次，这样补钙效果更好。

谣言三：空腹不能吃柿子！

最近，我妈又开始给我推送各种
"养生"的新闻……

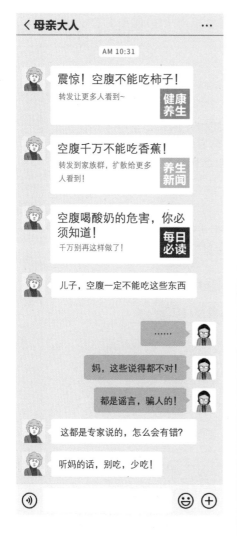

〈 母亲大人 ···

AM 10:31

震惊！空腹不能吃柿子！
转发让更多人看到~ 健康养生

空腹千万不能吃香蕉！
转发到家族群，扩散给更多
人看到！ 养生新闻

空腹喝酸奶的危害，你必须知道！ 每日必读
千万别再这样做了！

儿子，空腹一定不吃这些东西

······

妈，这些说得都不对！

都是谣言，骗人的！

这都是专家说的，怎么会有错？

听妈的话，别吃，少吃！

尽管我一再跟她解释，这些通通
都是谣言，但还是不顶用。

其实关于空腹的谣言一直都有流传，
最近甚至有人在网上问起：

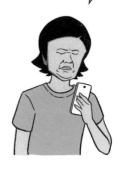

提问：
空腹能不能吃饭？

那么问题来了：

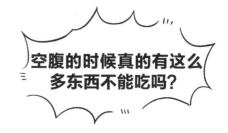

空腹的时候真的有这么
多东西不能吃吗？

在回答这个问题前，我们首先得搞
清"空腹"这个概念。

"   "

主要有两种解释：

一种是我们吃掉的东西自然消化导致的空腹，俗称：

我饿了。

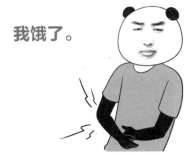

另一种是因为生病，长期无法进食，导致的空腹。这叫：

我病了。

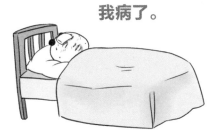

后面这种情况，确实不能吃东西，只能打葡萄糖。

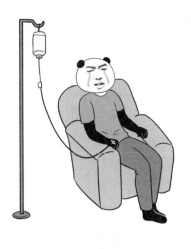

但如果只是简单的饿肚子，这时候当然要吃东西！

不吃东西你难道要修仙吗？

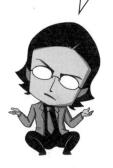

网上那些空腹的饮食忌讳99%都是**谣言**！

有传言说：

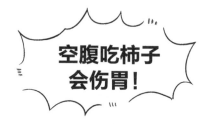

空腹吃柿子会伤胃！

下面，我就来给你说道说道！

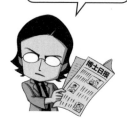

他们认为柿子里含有的 **"单宁酸"** 会与某些人体元素发生反应，形成难以溶解的 **"结石"**。

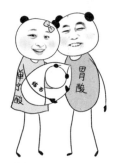

*单宁酸又叫鞣酸。

有一说一，空腹摄入大量"单宁酸"确实可能导致胃部不适。

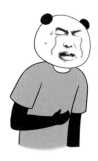

但事实是，只有还没成熟的涩柿子里单宁酸含量才比较高，我们平时吃到的都是熟柿子，单宁酸含量几乎可以忽略不计。

生柿子

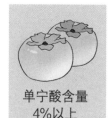

单宁酸含量
4%以上

熟柿子

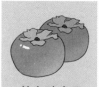

单宁酸含量
0.1%以下

生、熟柿子的单宁酸含量相差40倍以上！而且含有单宁酸的水果非常多，常见的有香蕉、葡萄、桃子等等，但只要水果熟了，都不用太担心。

谣言声称：

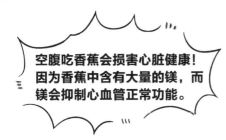

空腹吃香蕉会损害心脏健康！因为香蕉中含有大量的镁，而镁会抑制心血管正常功能。

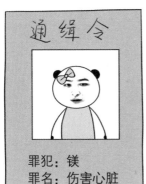

通缉令

罪犯：镁
罪名：伤害心脏

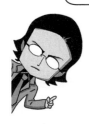

呵呵，不谈剂量空谈毒性，都是耍流氓！

事实上"镁"是人体必需的营养元素，适当摄入镁，有益于身体健康！

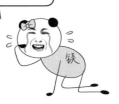

所以说，我真的是冤枉啊。

只有当你超量摄入镁的时候，才有可能会损害健康。而香蕉里的镁含量很低。

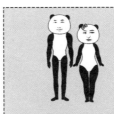

成年人镁适宜摄入量为350mg/天，

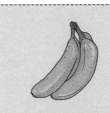

100g香蕉中镁含量为42mg，其中能被人体吸收的则更少。

所以除非你一口气吃个十几二十根，否则空腹吃香蕉也没啥大影响！

3. 空腹不能吃山楂

大家总觉得吃起来酸的食物会刺激到胃部，导致胃胀、泛酸等胃病。

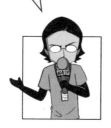

比如山楂

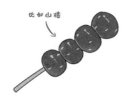

看招

山楂

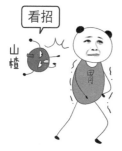

呵呵，年轻人你也太小瞧你的胃了。

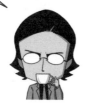

山楂的pH值约为3.25，而胃酸的pH值为0.9~1.8。胃酸比山楂酸多了！

pH值

0 1 2 3 4 5 6 7 8 9 10 11 12 13 14

酸性增强　中性　碱性增强

*pH值越小，酸性越强。

也就是说空腹吃下山楂不会让胃更酸。

拜托，你很弱耶！

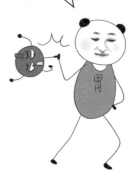

吃东西还会稀释胃液，使pH值升高！所以放心大胆地吃吧！

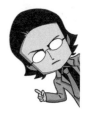

有些人喝完牛奶总是会拉肚子，所以他们说空腹不能喝牛奶。

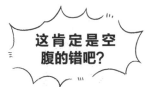

这肯定是空腹的错吧？

但事实上，这是因为乳糖不耐受！这类人缺乏消化乳糖的乳糖酶。

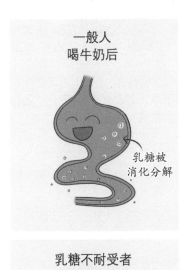

一般人
喝牛奶后

乳糖被
消化分解

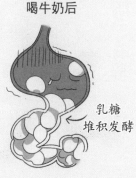

乳糖不耐受者
喝牛奶后

乳糖
堆积发酵

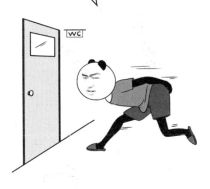

原来我拉肚子跟空腹设有半毛钱的关系。

而那些空腹喝豆浆拉肚子的，八成是因为豆浆没煮熟。豆浆里面的皂苷如果没被完全破坏，喝到肚子里会引起腹泻等反应。

豆浆开始"沸腾"时只有七八十摄氏度，这是皂苷引起的"假沸"，持续小火煮七八分钟后，泡沫消散又沸腾，豆浆才真正达到100摄氏度。

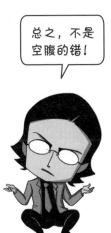

总之，不是空腹的错！

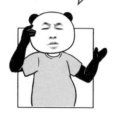

博士，难道真的就没有空腹不能吃的东西？

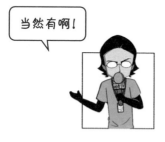

当然有啊！

它们就是：
刺激性的饮料和刺激性的食物。

酒　　　浓茶　　　咖啡

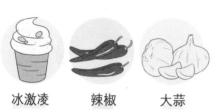

冰激凌　　辣椒　　大蒜

空腹吃它们时，确实有可能产生不适。

但其他的食物，都可以大胆放心地吃。

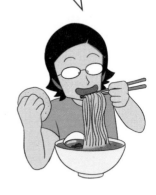

所以，老爷们明白了吧？
饿了就该吃吃喝喝。

空腹根本没那么多的忌口，一直饿着才最伤身体。

啊！明白了！这会儿我就下单点外卖！

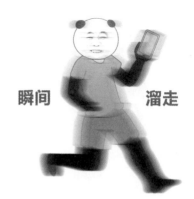

瞬间　　　溜走

附 录：

壹

大部分胃病的罪魁祸首都是幽门螺杆菌。目前我国幽门螺杆菌感染率很高，约有50%~66%，几乎每两个人里就有一个！

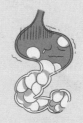

幽门螺杆菌感染是慢性胃炎、消化性溃疡、胃黏膜相关淋巴组织（MALT）淋巴瘤和胃癌的主要致病因素。

不过发现感染幽门螺杆菌也不要怕，早点治疗就可以根除它。

贰

想要远离胃病，最重要的还是要做到以下几点：

① 戒酒，酒里的乙醇会破坏胃黏膜，甚至引发胃溃疡！

② 细嚼慢咽，吃饭的时候，吃得太快或者没有嚼烂就吞下去，会增加胃的消化压力，造成胃胀等不适情况！

③ 注重卫生，做到饭前便后洗手，生食熟食分开，防止病从口入！

④ 有病及时就医，胃部不适的时候，千万不要觉得"忍一忍，就过去了"。重视身体的每一次不良反馈，才能提早发现，提早治疗！

谣言四：少吃辣，当心长痘

有那么一个人，他能让你面色潮红，

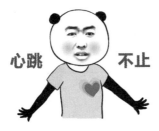

心跳　　不止

也能让你大汗淋漓，

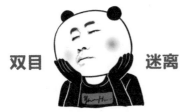

双目　　迷离

他能让你感受痛苦，可你却以这种痛苦为乐。

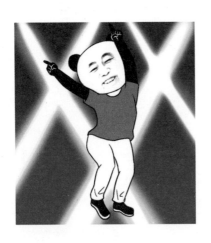

但他不是你的男朋友，更不是你的女朋友，他其实是一个小朋友，他就是——

"辣"

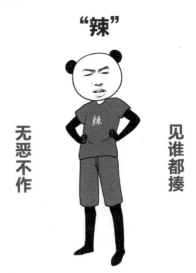

无恶不作　　见谁都揍

从你吃下他的那一刻起，这个熊孩子就在你体内开始了——

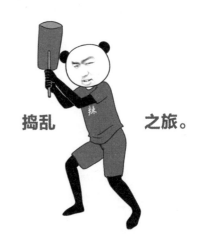

捣乱　　之旅。

一般的味道被吃进口腔后，和舌头礼貌地打个招呼，就直接进入人体。

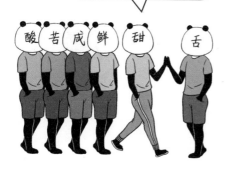

但辣就不一样了，天生爱搞事。一进口腔就对着舌头来了一脚，戳中了舌头的痛觉。

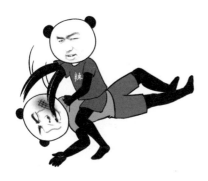

当舌头被辣一顿猛揍后（痛觉受体蛋白被激活），会把疼痛的信号传给大脑。

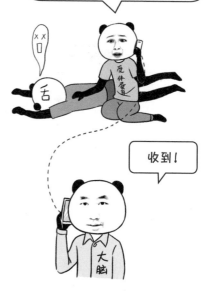

大脑是一个傻白甜。当人感到疼痛时，大脑不会管疼痛的理由是什么，都会释放出能减轻疼痛，并让人快乐的**内啡肽**。

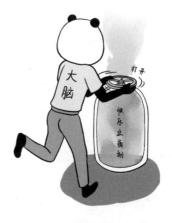

而吃辣带来的疼痛又不是很严重，被内啡肽这么一中和，你反而觉得挺美滋滋。

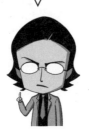

于是你就会吃辣一时爽，一直吃辣一直爽！

当辣成功混入人体后，他就越来越无法无天，怎么爽他就怎么玩。

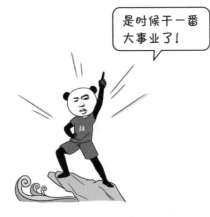

是时候干一番大事业了！

当你吃了过多的辣时，你的胃就会受到"惨无人道"的攻击。

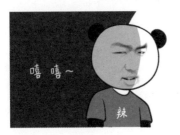

嘻嘻~

他会把胃当成玩具，在上面蹦蹦跳跳，甚至还会喷出"三昧真火"一通乱烧，使胃产生疼痛、灼烧感。

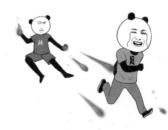

胃受不了，想分泌胃液把辣分解掉，但辣可是个"钉子户"，不能被消化道完全分解。

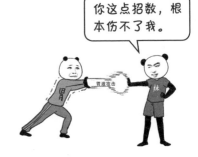

你这点招数，根本伤不了我。

所以胃肠只能加快自己的蠕动，把辣快点赶出去。

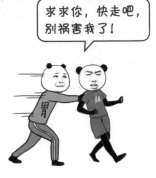

求求你，快走吧，别祸害我了！

折腾半天后，辣被赶出胃和肠道的同时，隔壁还没完全脱水成形的屎，也随着胃肠蠕动被一起赶了出去。

虽然肛门没有味觉细胞，感受不到酸甜苦咸鲜，但它却有能感受辣的受体。

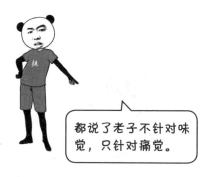

都说了老子不针对味觉，只针对痛觉。

咦？！关我啥事？

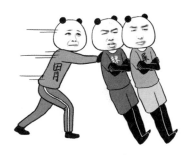

此时没被胃肠分解的辣，还会流窜到**肛肠地区**，继续"作恶"。

赏菊不爽的辣，对着菊花一顿殴打，你就会体验到，什么叫**"菊花开"**的酸爽！

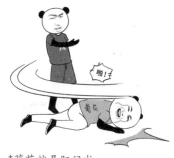

*菊花就是肛门啦。

此处不留爷，爷自有去处。

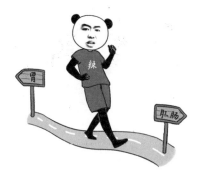

更惨的是，如果你的直肠里有痔疮，那痔疮也逃不过辣的魔掌！

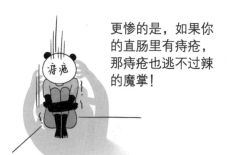

辣会刺激肠道，使局部的血管扩张，顺便把你的痔疮打得七窍流血。

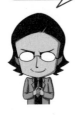

所以说，吃辣不一定会长痔疮，但长痔疮的人一定不能吃辣！

虽然辣无恶不作，但他又能让大脑这个小傻瓜把你哄得很开心，所以即使你菊痛难忍，也还是对辣一忍再忍。

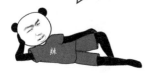

只能怪我过分优秀！

不过话说回来，坏事做多了，该来的"天劫"总是会来，有些事情不是他做的，他也得把锅背起来。

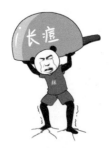

长痘

就比如长痘这件事。

许多人在吃火锅时，都觉得喝水可以解辣。

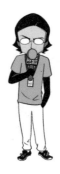

但辣椒素不溶于水，所以喝水根本解不了辣。

当人们发现水对辣没用时，就会动用机智的小脑瓜，去喝牛奶和饮料来解辣。

就不信还降不了你！

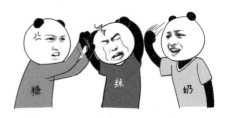

糖　辣　奶

确实，某些饮料有一点解辣的效果，但也正是它们，偷偷地让你长出了痘痘。

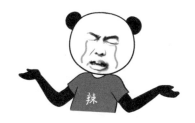

想不到是我们吧!

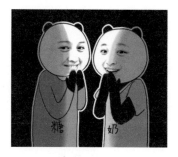

饮料和牛奶能促进胰岛素分泌，导致雄激素水平升高，刺激皮肤分泌皮脂，这些多余的皮脂会堵塞你的毛孔，然后痘痘就冒头了。

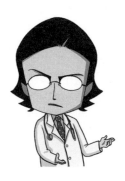

目前没有任何研究证明，吃辣可以直接导致长痘。但如果已经长痘，吃辣可能会刺激它们。

这次我真的是无辜的!

但毕竟辣平时坏事做多了，所以不论他怎么辩解，人们都不会相信，只会把长痘的锅扣在辣的头上!

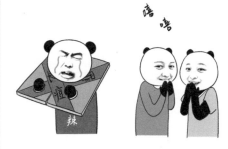

看到这里，大家应该也明白了。

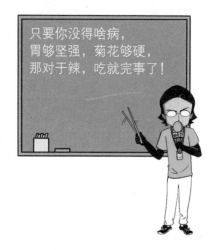

只要你没得啥病，
胃够坚强，菊花够硬，
那对于辣，吃就完事了!

附 录：

壹

博士眼中中国最能吃辣的几个省份：
江西、湖南、四川、重庆、贵州（排名不分先后，因为不敢分）。

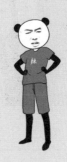

中国最辣的辣椒：海南黄灯笼。
其次有：山东益都红、陕西线辣椒、福建辣椒王、甘肃甘谷辣椒、河北羊角辣椒、广西七彩椒……

贰

我们认为中国人能吃辣，但实际上在泰国、印度、墨西哥等地人的眼里，中国的辣都不值一提。尤其是墨西哥，作为辣椒的发源地，去旅游的时候要小心，误食过辣的食物有昏厥和损伤食管的风险！

叁

为啥辣椒、芥末都是辣，辣椒吃完辣"菊花"，芥末吃完上头？
这是因为辣椒含有辣椒素，刺激到的是我们的痛觉。而痛觉感受器是遍布人类全身的，所以我们徒手切辣椒或吃辣后上厕所时都能感受到辣椒素的刺激。
但芥末中的辣味是来源于异硫氰酸酯。这种东西上头快、挥发快，所以吃完立马就咳嗽、窒息，但不到第二天，它就已经挥发完了，不会辣屁股。

谣言五：汉堡是垃圾食品

从小妈妈就告诉我：

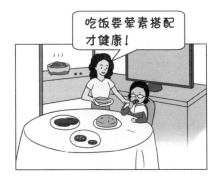

可一旦我把这些健康的食物"组合"起来，我妈却会说：

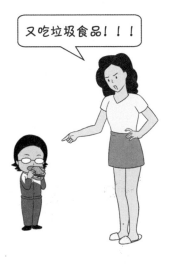

虽然我的妈妈美丽、贤惠，又生下了我这么一个帅气逼人、博学多才的儿子。但她这次却是真的说错了。因为——

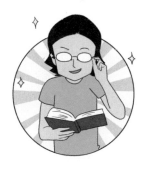

汉堡压根不是垃圾食品！

首先我们得搞清楚，到底啥才是垃圾食品。垃圾食品一词源自英语"junk food"，但没有健康组织对其进行过明确定义。

大家通常说的垃圾食品指两类：
1. 几乎只提供热量，缺乏其他营养的食物；
2. 提供的某种单一成分超过了我们日常所需的食品。

常见的垃圾食品包括：

饼干类：
除了碳水化合物，其他营养很少。

可乐：
成年人一天的糖摄入量建议在25g以内，而一瓶500mL的可乐含糖量约为54g，**糖分严重超标。**

根据这个定义，我们来扒一扒汉堡的成分，看看它到底垃圾不垃圾？

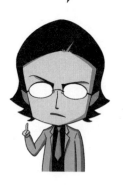

1. 汉堡坯

先来看看一个汉堡里面都有啥？

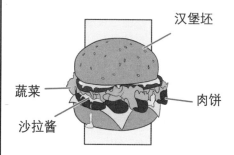

汉堡坯

蔬菜

肉饼

沙拉酱

大多数汉堡坯都是用面粉烤出来的，属于很常见的碳水化合物。而碳水化合物可以被消化分解成糖，直接给我们提供热量。

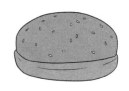

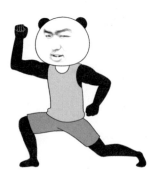

如果长期摄入热量比较高的食物，你的确有可能变胖。

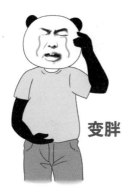

变胖

但这一点你根本不用担心，因为跟你常吃的米饭、面条相比汉堡坯的热量非常低。

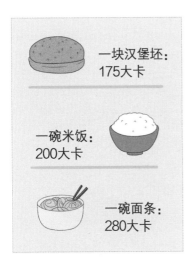

一块汉堡坯：
175大卡

一碗米饭：
200大卡

一碗面条：
280大卡

*大卡即千卡，它是个能量单位，被广泛使用在营养计量和健身手册上。

汉堡的肉饼最常用的就是牛肉、鱼肉和鸡肉。但其实不管是哪种肉饼，其蛋白质含量都很丰富。一块肉饼里光蛋白质差不多就有23g。

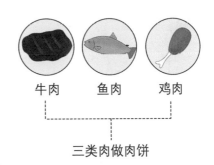

牛肉　　　鱼肉　　　鸡肉

三类肉做肉饼

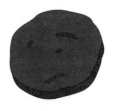

从这个角度来说，汉堡一点也不"垃圾"！

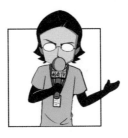

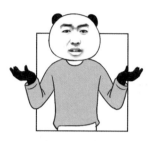

博士你别欺负我读书少。肉饼制作的时候又煎又炸的，这么捣鼓下来还能健康吗？

NO，NO！你根本不知道，汉堡的肉饼除了煎和炸，还能水煮、烘焙、烧烤。而且就算是油炸，肉饼里的脂肪含量也远少于你一天需要摄入的量！

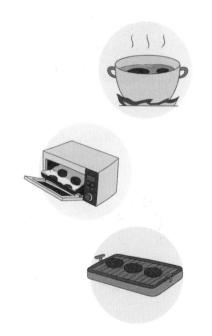

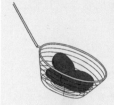

油炸后一块肉饼的脂肪含量约为11g

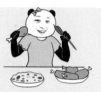

人一天需要摄入的脂肪量：60~80g

3. 蔬菜

我们经常可以在汉堡里看到生菜、洋葱、西红柿、黄瓜片这些花花绿绿的蔬菜。它们除了让汉堡吃起来更清爽，还能给我们的身体提供各种必需的维生素。最关键的是，汉堡里的蔬菜没有经过高温烹饪，维生素几乎不会流失！

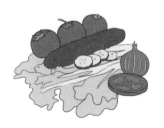

生菜：含有维生素C、维生素E、胡萝卜素

 洋葱：含有微量元素硒，洋葱表皮还含有花青素

 西红柿：富含维生素A、维生素C等多种维生素

 黄瓜：含有维生素B_2、维生素C和维生素E

要说唯一的缺点那就是蔬菜太少了，还不够我塞牙缝的呢！

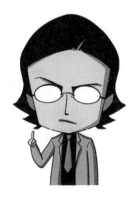

对于沙拉酱，很多老爷是又爱又恨，爱是因为太好吃了，恨是因为沙拉酱里几乎全是脂肪！

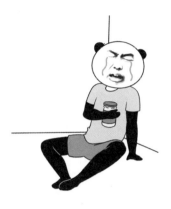

胖
胖
胖

沙拉酱

但是！老爷们也不用太担心，汉堡里那些常见的沙拉酱其实脂肪含量并不高。

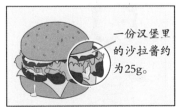

一份汉堡里的沙拉酱约为25g。

25g不同沙拉酱的脂肪含量如下

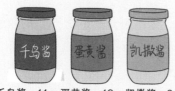

千岛酱：11g　蛋黄酱：16g　凯撒酱：9g

加上抹的黄油，再加上煎炸后的肉饼，全部的脂肪也不过约每日推荐脂肪摄入量的35%！

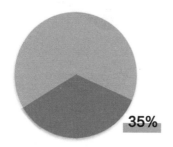

35%

汉堡这点脂肪含量还犯不着被叫作"垃圾食品"吧。

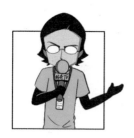

另外就算你把汉堡坯、肉饼、蔬菜、沙拉酱的热量全加起来，也不算多。

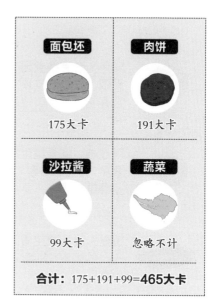

面包坯	肉饼
175大卡	191大卡
沙拉酱	蔬菜
99大卡	忽略不计

合计： 175+191+99=**465大卡**

* 人一天需要摄入的热量：1500～2000大卡

说白了就是，一天三顿都只吃个汉堡，总热量也不会超标！

那我就开动了。

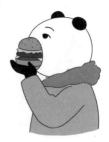

博士你这个例子太片面了，不是所有汉堡的营养组成、含量都跟你说的一样啊。

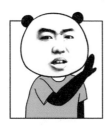

那我就带你们看看，那些快餐店的招牌汉堡热量分别有多少！

肯xx

名称	热量 / 千卡
劲脆xx堡	590
香辣xx堡	571
田园xx堡	443

麦xx

名称	热量 / 千卡
双层吉士x堡	450
X无霸	500
麦辣xx堡	570

看到这就不难发现了，大部分汉堡的热量并不太高。汉堡哪是啥垃圾食品啊，简直就是一种有荤有素、营养丰富、热量还不高的完美食物！

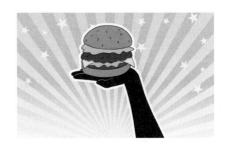

PERFECT！

多希望我妈也能明白这个道理，这样我就能光明正大地吃汉堡了！

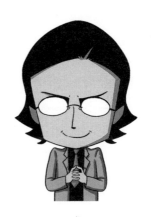

壹

"垃圾食品"到底是什么?

"垃圾食品"并不是一个严谨的科学概念，世界卫生组织表示："从未发布过垃圾食品名单。"它是从英文单词"Junk Food"翻译而来，指提供热量少、没营养，或是成分过于单一的食物。

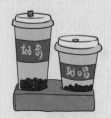

贰

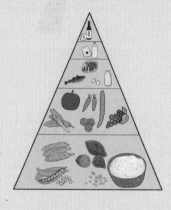

遵从"平衡膳食模型"，保证"食物多样性"原则：食物种类要每天12种以上，每周25种，并且包括谷薯类、蔬果类、肉蛋奶类、坚果和豆类。

碳水化合物提供的能量应占总能量50%以上，每日摄入谷薯类250~400g，其中全谷物和杂豆类50~150g，薯类50~100g。

叁

比起提防"垃圾食品"，我们更该避免"垃圾吃法"。

像高脂肪（如油炸食品）或者高糖分（如可乐、蜜饯）的食物要尽量少吃。

谣言六：多吃香蕉能通便

朋友，你体会过光放屁不拉屎的痛苦吗？

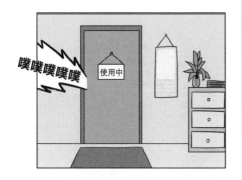

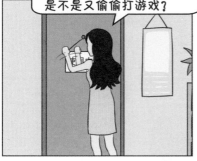

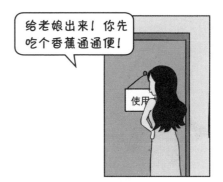

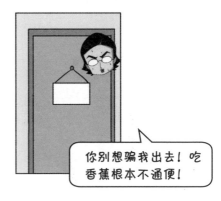

那么问题来了，香蕉真的通便吗？香蕉，一个美味的食物，却一直背负着一个奇怪的责任——

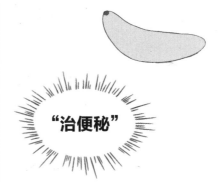

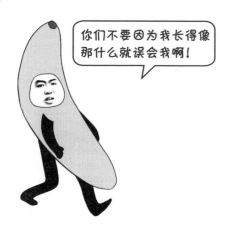

你们不要因为我长得像那什么就误会我啊！

说实话，"吃"确实是解决便秘的主要途径。

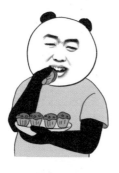

一般来说，
多多摄入"**高纤维**"的食物
确实能**解决便秘**的烦恼。

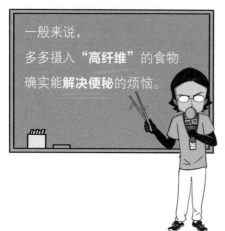

因为膳食纤维会让**粪便膨胀**，刺激肠胃蠕动，达到"**润肠通便**"的效果。

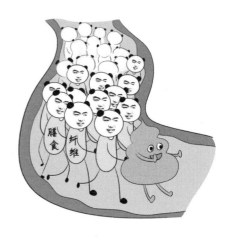

但是，香蕉里面的膳食纤维少！得！可！怜！

这谁啊，不熟！

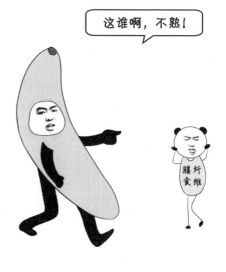

一根**香蕉**（100g）里只含有**1.2g膳食纤维**，连梨都比不上。

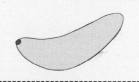

100g**石榴**含有**4.8g膳食纤维**。

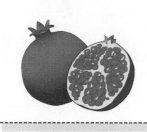

而根据中国营养学会建议：成人每日应摄入25～30g膳食纤维。

也就是说你至少吃**20根香蕉**才能达到"通便"的效果……

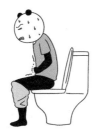

而且，不通便就算了，你要是一不小心吃错了还可能加重便秘。

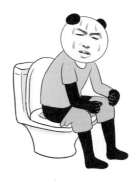

这是因为香蕉有个**大bug**：在没成熟的时候，它的体内含有一种物质，叫作鞣酸。

角色介绍	
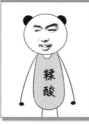	
	性能：吸水性强
	功能：抑制肠胃蠕动

＊鞣酸对消化道有非常大的收敛作用，能减少胃肠液分泌并抑制蠕动。

如果你吃了很生的香蕉，就会吃进大量鞣酸。

原本被肠液滋润的便便就会突然失去水分，干结成一大块一大块的硬货。

吸水大法

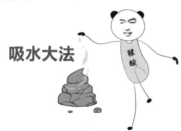

这时候，你不便秘谁便秘？

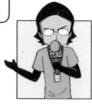

博士放心吧，我吃的都是熟香蕉。

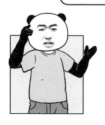

嗯……很抱歉地告诉你，你手上的香蕉基本上靠催熟。

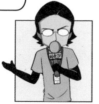

香蕉是热带、亚热带水果，为了

方便保存和运输，

一般在它还是个**青涩的小香蕉**时就会被**摘下来**带走。

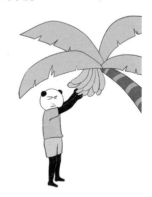

而催熟的过程中很可能只是**表面变黄变熟，**但果肉里还藏着**大量的鞣酸**。

想不到吧

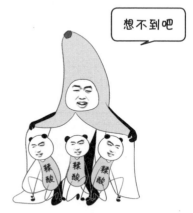

*Tips：表面有小黑点或者捏起来有点软的是熟的。没熟的多放两天也就好了。

如果你误以为它是熟香蕉而大吃特吃，那后果可想而知……

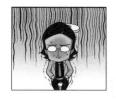

> 这就是我在厕所一直拉不出便便的理由。

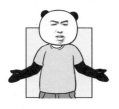

> 那你说说，到底怎么才能治便秘？

想要"治本"，当然还是要从**饮食和运动**入手。

① 多吃点真正高纤维的食物，

比如豌豆、菠菜、燕麦等等。

② 多喝水

体内水分不足也会引发便秘，每天要喝**1.5~2L的水**。

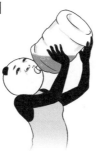

③ 多加运动

20~30分钟的散步，可以促进肠胃健康。

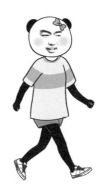

④ 避免喝酒

酒精会使人缺水，加剧便秘症状。

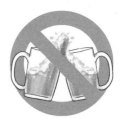

> 上述几点做得到，不会便秘，没烦恼！

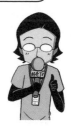

附 录：

壹

不是每个人都需要一天一次大便的！受饮食、肠道菌群等因素影响，大家的排便情况存在个体差异。只要你每次大便都很轻松，没有因为大便次数太少，觉得肚子胀或不舒服，每周不少于3次，那就不属于便秘！

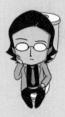

贰

想要解决便秘，关键还得多吃富含膳食纤维的蔬菜，短时间内大量（大约1~2斤）吃蔬菜，用不了多久，就可以去厕所报到了。

蔬菜膳食纤维含量表

蔬菜排名	食物名称	膳食纤维（g/100g）
第一名	鱼腥草	11.8
第二名	黄花菜	7.7
第三名	黄秋葵	4.4
第四名	毛豆	4.0
第五名	牛肝菌	3.9
第六名	彩椒	3.3
第七名	香菇	3.3
第八名	豌豆	3.0
第九名	春笋	2.8
第十名	南瓜（栗面）	2.7

谣言七：饭后躺是长胖的元凶

今天跟女朋友在家吃饭。

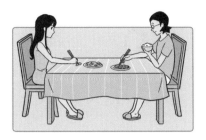

吃完我就立马躺了下来，

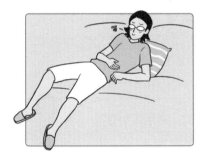

没躺一会儿就被女朋友揪着一顿数落。

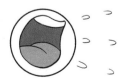

吃完就躺着你不怕发胖啊？给我洗碗去！

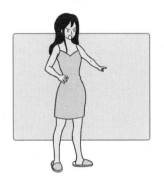

作为一名博学的博士我当即做出了反击。

吃完饭就躺下，根本不会发胖！

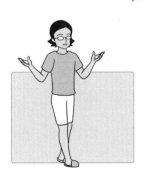

接着，我开始了我的表演……

其实，饭后不论是站着、坐着还是躺着，消耗的卡路里都相差无几。

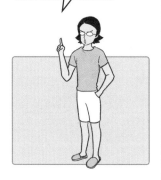

而且有时候适当躺着休息还！能！减！肥！啊！

真的！你不要一脸不屑的样子！

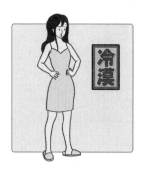

冷漠

你先想想看，吃饭后是不是有段时间会感觉特别困？

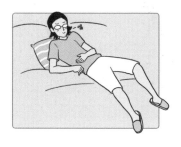

是啊，怎么了？

其实，那是因为你脑子有问题！

别急着打，你先听我解释。

其实吃完饭后的半小时是消化高峰期。

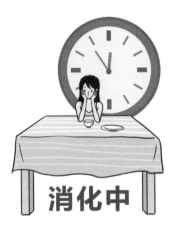

消化中

这段时间你体内的血液会全集中在肠胃周围。

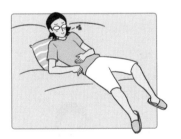

而大脑周围的血液自然就会少了很多。

失去血液滋润的大脑就会萎靡不振，

从而让你昏昏欲睡。

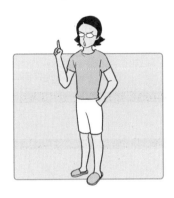

如果这时候，你强迫自己去运动，

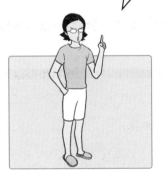

血液就会抛弃胃部重新流向大脑、肌肉。

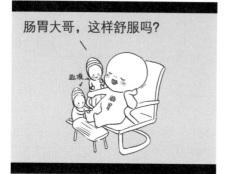

肠胃大哥，这样舒服吗？

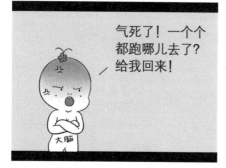

气死了！一个个都跑哪儿去了？给我回来！

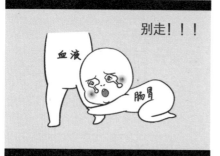

别走！！！

于是，你的肠胃消化机能就会下降，代谢能力就会受影响。

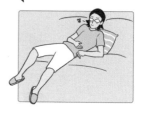

你反而

更容易

变胖！

所以我吃完就躺着不动，并不是因为我懒，

反而是在保护肠胃、阻止发胖！

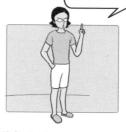

说完之后，
感觉自己十分厉害。

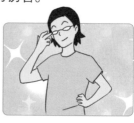

然而，
一个强而有力的转折——

听完我的话，女朋友不为所动，甚至还呛声回来。

你以为我没学过生物？

饭后就躺着还能不长肉，是建立在"只吃八分饱"的基础上的。

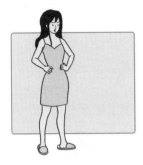

胃里东西装得太多，胃的消化压力巨大。

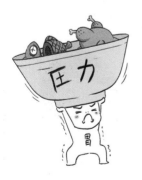

这时候躺着不仅不助消化，反而容易造成食管反流。

正常时候	反流时

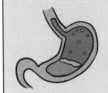 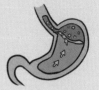

一旦胃酸刺激到食管黏膜就会引起胃灼热（也就是烧心）、呕吐、反酸甚至食管炎。

你考虑过胃的感受吗？没有！你只关心你自己！

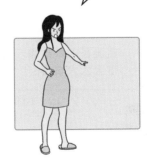

而且你那叫"躺着"吗？你那叫"睡觉"！

饭后血糖会升高，相关激素也会大量分泌，需要活动一下再休息。尤其是体重和血糖过高的人。

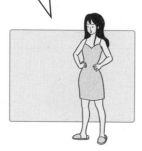

一时语塞……

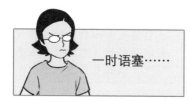

但是，睡着后，身体会自动调节成"省电模式"，

胃肠道的蠕动速度会大大减慢。

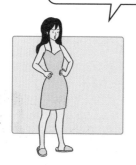

这时候你的新陈代谢能力

会比吃完就躺着还差，

你胖的速度更快！

所以，还不赶紧去洗碗！

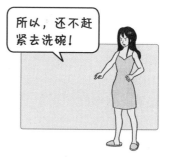

于是我灰溜溜起身洗碗去了……

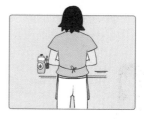

经过这件事我明白了一个道理：

但和女朋友争论你永远不会赢

饭后躺会不会胖分情况

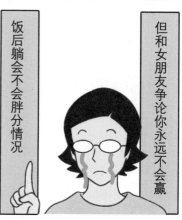

附 录：

壹

各类食物消化时间表	
水　果	30～60分钟
蔬　菜	45～120分钟
谷　物	90～180分钟
蛋白质	90～240分钟
脂肪类	120～240分钟

所以吃水果和蔬菜，消化快容易饿；吃主食和肉类，消化慢更扛饿。

不过以上消化时间也存在个体差异，各位老爷仅作参考。

贰

新陈代谢速度会受多种因素影响：运动的时候代谢快，安静的时候代谢慢；年轻时期代谢快，老年时期代谢慢；温度过低或者过高，代谢速度也会加快。

叁

有传言说：饭后不能开车。在这里我要澄清一下：当然能开！但前提是你精神好。

如果你困得不行，还是休息半小时左右，等清醒了再开比较好。

还有传言说：饭后不能洗澡。我要再澄清一下：大部分人可以放心洗澡！

但如果你有心脑血管方面的疾病，可能容易因头晕而摔跤，最好等饭后一两个小时再洗。

谣言八：注意！不吃早饭会得胆结石

从小，我们就听身边人说：

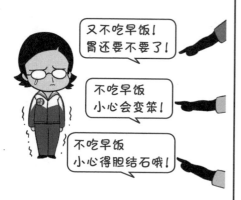

哪怕你打开手机一查，也会看到不吃早饭的各种危害。

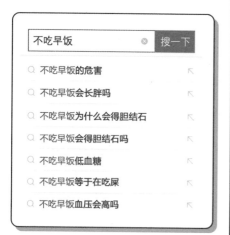

查完就感觉前途一片灰暗。

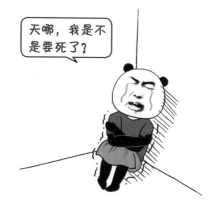

其实不吃早饭对身体根本没那么大坏处！

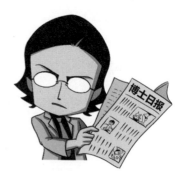

误区一：一日三餐都得吃

首先，人只有在感到饿了的时候才需要吃东西。

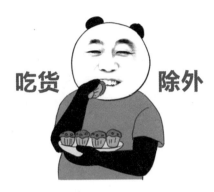

吃货 **除外**

如果不饿，身体处于正常状态，那么不吃任何一餐都没啥事儿。

> 我饿了！

> 不，你不饿！

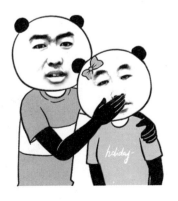

比如咱们老祖宗实行的就是"两餐制"。

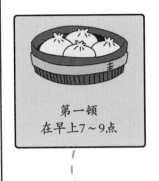

第一顿
在早上7~9点

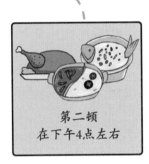

第二顿
在下午4点左右

> 只要你**两餐**时间安排合理，少吃一顿早饭，没啥大不了。

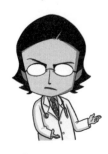

很多人都听过这个说法：

"不吃早饭，胃里没东西，就会分泌过多的胃酸，反过来损伤自己的胃黏膜！"

但是

从生理结构上来说，这是错的！

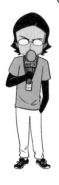

健康人的胃部有一个叫作"黏液-碳酸氢盐屏障"的保护机制。

胃酸

黏液-碳酸氢盐屏障

胃黏膜细胞

它是一种呈弱碱性的黏液，覆盖在胃的内表面，能有效阻止胃酸伤害胃黏膜。

胃黏膜的健康，我来守护！

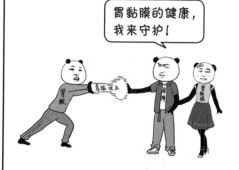

而且我们的胃非常厉害，每分钟胃的表面能够产生约50万个新细胞。

我强着呢！

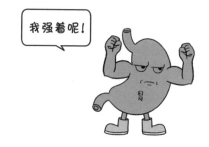

所以即使胃酸破坏屏障，对胃黏膜造成了轻微损伤，

胃也能分分钟修复好自己！

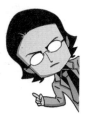

误区三：不吃早饭会变笨

长时间不吃东西的话，你身体里的储备糖原会被消耗光。

好像身体被掏空。

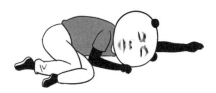

如果此时不吃饭补充能量，
那你就会体验到，

低血糖

头昏眼花

反应变慢

等一系列套餐

感觉自己脑子不好使了。

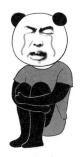

不过这只是一时的记忆力不好，并不是永久性的智商损伤！

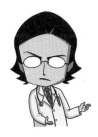

没事的，放心吧！

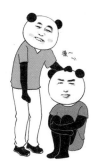

误区四：不吃早饭会得胆结石

导致胆结石的原因很多，
比如：

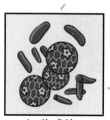

细菌感染

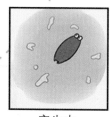

寄生虫

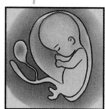

先天不足

而不健康的饮食习惯只是其中之一。

但注意

"不健康的饮食习惯"不是单纯指
"不吃早饭"这件事儿，更多指的
是吃得太油或太甜。

油汪汪　　　　甜蜜蜜

也就是说，

就算你吃了早饭，但如果吃的都
是高油高脂食物，也一样容易得
胆结石！

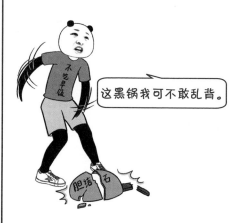

这黑锅我可不敢乱背。

误区五：不吃早饭会变胖

如果你真的因为不吃早饭而发胖了，那你得好好反思一下自己。

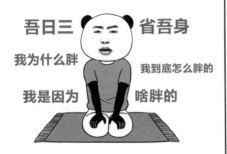

吾日三 省吾身

我为什么胖

我到底怎么胖的

我是因为 啥胖的

让你发胖的，不是因为不吃早饭！

而是……

不吃早饭之后，你在午饭、晚饭、夜宵上面，"报复性"吃回来的行为。

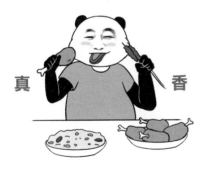

真 香

早饭不吃，但是午饭晚饭吃太多，还可能加上一顿夜宵，平时又不运动、老熬夜，不胖你胖谁？

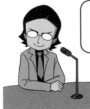

看到这里，老爷们也应该明白了……

只要你

饮食时间 营养均衡
安排合理

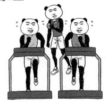

坚持锻炼

不吃早饭，完全OK！

哎，希望我女朋友也能明白这个道理，不要再天天变着法给我做早饭了。

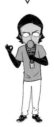

061

附　录：

壹

再强调一下，导致胆结石的原因有很多，除了细菌或寄生虫感染、先天因素之外，不健康饮食及生活习惯也是重要的诱因。

其中，不健康饮食主要是指高能量、高碳水化合物、低膳食纤维的饮食，而不是说"不吃早饭"。如果平时习惯了吃这类食物，即使吃了早餐，也会增加肥胖、胆结石风险。所以，不吃早餐并不一定会导致胆结石，不用太担心。

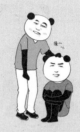

贰

一份完美的早饭=主食+蛋白质+蔬果+坚果。

主食可以选择馒头、面条、粥、红薯、玉米等；

蛋白质可以选择牛奶、豆浆、鸡蛋、鸡肉等，它们是优质蛋白质来源；

蔬菜可以选择一小盘凉拌黄瓜或者一小碗炒青菜；

水果和坚果就任意挑选，一把就够了。

叁

老是坐着不动，反而更容易得结石！这里的结石指的是尿路结石。

运动少了，再加上水喝得不够，尿得不到稀释，浓度增高，其中的结晶更容易沉积形成结石。

所以，没事要多走两步！

谣言九：果汁营养丰富，比喝水健康

来，先问你们一个问题：下面3种饮料里，你们觉得谁最健康？

  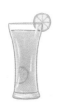

A. 可乐　　　　B. 奶茶　　　　C. 果汁

> 可乐喝多了对牙齿不好，奶茶喝多了对身材不好，

> 而果汁又健康又营养，当然选果汁啦！

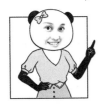

呵呵，如果你真这么想那就大错特错了！

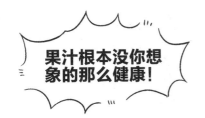

果汁根本没你想象的那么健康！

> 今天，我就来给你好好扒一扒……

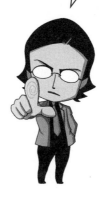

我们日常喝的果汁，最经常是超市里的这种**"果味饮料"**。

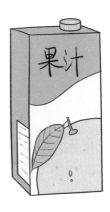

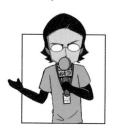

虽然它的名字是"果汁"，但主要的成分却是各种添加剂。

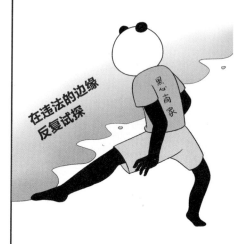

在违法的边缘反复试探

随便拿起一瓶果汁，看一眼配方表，你就会发现含有不少甜味剂、酸味调节剂、食用香料等等。

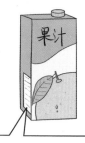

品名：橙汁饮料

配料：水、白砂糖、浓缩橙汁、柠檬酸、乳酸钙、食用香料、维生素C、β-胡萝卜素

甚至有些黑心商家为了最大限度降低成本，使用甜味剂、酸味剂和食用香精等直接勾兑"果汁"。

这样的饮料，喝下去不仅没有任何营养，还会增加肝脏、肾脏的负担。

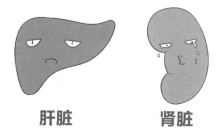

肝脏　　　　**肾脏**

喝多了有可能诱发肝肾疾病，甚至增加患癌风险！

那我不喝这种饮料了，还是去喝100%鲜榨果汁吧！

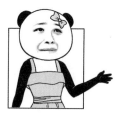

其实……就算是鲜榨果汁,也不一定只有水果!

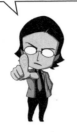

如果老爷们以为:鲜榨果汁就是用实打实的新鲜水果榨出来的。

那你就太天真了!

国家食物安全标准明确规定:

> 果汁使用的水果单个腐败面积不能超过5%,

苹果的腐败面积极限就差不多指甲盖这么大。

但一些不法商家唯利是图,会低价从果农那里收购已经开始腐烂的水果。

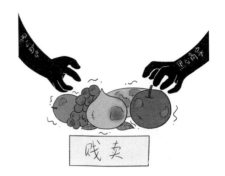

这些烂果子会产生 展青霉素 等多种有害物质,

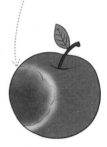

一不小心就让你食物中毒,上吐下泻。

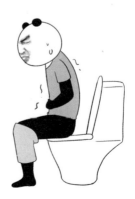

如果卖家操作不当，生产环境不干净，甚至使用被细菌感染过的水果，

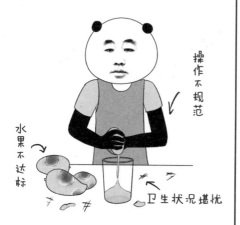

那无形中又为这杯果汁增加了很多健康风险！

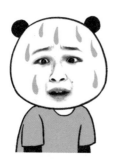

当然，最关键的一点就是：哪怕是真正的果汁也没你想象的那么健康！

平时我们吃的水果里面含有多种营养成分：

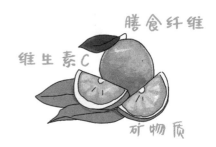

当水果被榨成汁后，膳食纤维与矿物质很多都被留在了剩下的果渣里，被丢弃了。果汁里营养成分被大大削弱！

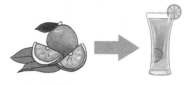

更可怕的是，水果中的糖分原来是以"内源性糖"的形式储存在细胞里的，

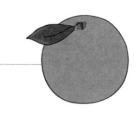

榨汁时，细胞被破坏，细胞中的糖随着果汁一起流出变成了"游离糖"。

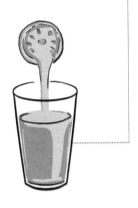

比起"内源性糖"，"游离糖"更容易被人体吸收利用，而一杯果汁一般是由好几颗水果榨成，游离糖的含量更是比直接吃水果多得多。喝果汁很容易糖分超标！

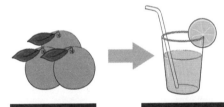

糖分相对低　　　　糖分相对高

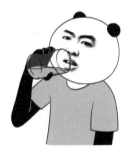

甜蜜炸弹

糖分超标很容易导致龋齿，还可能增加肥胖和患心血管疾病的风险！

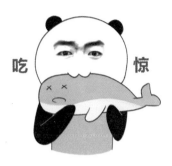

吃　　惊

综上所述：果汁才不是什么健康食品，

老爷们为了自己的健康，还是少喝为妙！

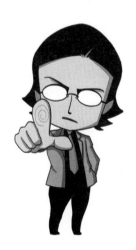

附 录：

壹

饮料届就没有一个好东西。

一瓶450mL的果粒橙热量有180千卡；

一瓶500mL的啤酒热量有200千卡；

一罐330mL的可乐，热量超过150千卡，差不多抵得上半顿饭；

一杯700mL奶茶的含糖量可以达到100g，约等于20块方糖。

真正的好饮料，其实还是水啊！

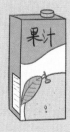

贰

吃药的时候，尽量不要搭配果汁、饮料或牛奶。

果汁中的维生素、茶饮料里的鞣酸、牛奶里的钙都很可能和药物成分发生作用，不利于药物的吸收，会影响药效。

叁

许多人以为糖尿病是"老年病"，但现在糖尿病已经有年轻化的趋势。

每10个中国成年人当中，就有1个糖尿病人。

每2个中国成年人当中，就有1个是糖尿病的后备军。

如果你有以下这几种情况，就有较高的患糖尿病风险：

直系亲属有糖尿病，一饿就难受，容易低血糖，不喜欢运动，体能差，腰部有很多赘肉，主食吃的比蔬菜多，喜欢甜品，长期每天睡眠不足6小时……

从现在开始，改善饮食，增加运动，才是预防糖尿病的最佳方法。

谣言十：只吃素不吃肉能减肥

减肥是当代年轻人最大的爱好。

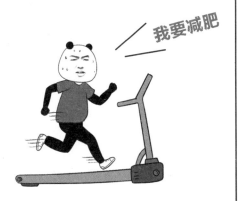

他们注重减肥的仪式感，每次开始减肥都要先换个头像，然后发条朋友圈。

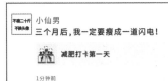

他们意念坚定、信心满满，不吃晚饭，只吃素食，就算要饿死也绝对不吃一口肉！

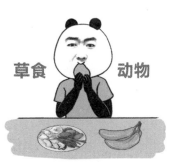

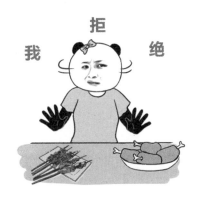

那么问题来了：

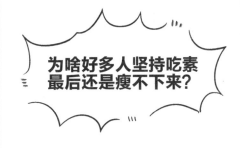

呵呵，这其实是因为他们以为正确的饮食方式，全是错的！

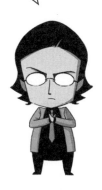

1. 不吃晚饭就能减肥?

很多人都以为晚上少吃一顿就能轻松减肥。

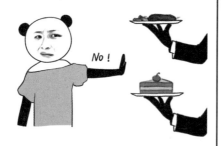

我决定,从今天开始不吃晚饭!

No!

但晚上没吃东西的你,第二天白天就会饿得不行,往往无意中就会吃得非常多。

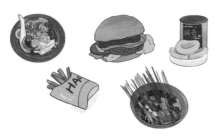

满汉全席

这基本上就**减肥无望**了。因为减肥最重要的就是保证**热量缺口**。

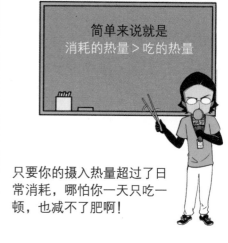

简单来说就是
消耗的热量 > 吃的热量

只要你的摄入热量超过了日常消耗,哪怕你一天只吃一顿,也减不了肥啊!

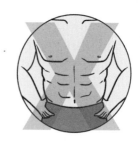

2. 只吃素不吃肉就能减肥?

提到减肥时,往往我们脑海中都会瞬间蹦出两个字——**"吃素"**。

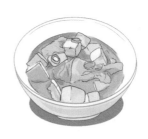

但你们肯定不知道，有时候，吃素比吃肉还胖人！

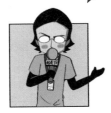

有些**蔬菜**的热量可能比健康的**肉类**还要高。

而且吃肉能够获得**蛋白质**，

可以增加肌肉，

提高代谢速度，

进一步加速脂肪消耗。

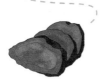

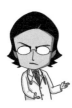

总之，减肥≠吃素，荤素搭配才能瘦得更快！

部分食物热量表

腐竹（干）

459大卡/100g

猪肉

143大卡/100g

红薯

99大卡/100g

虾肉

79大卡/100g

牛油果

313大卡/100g

牛肉

133大卡/100g

玉米

106大卡/100g

鳕鱼

88大卡/100g

豌豆

313大卡/100g

鸡胸肉

133大卡/100g

有些人在减肥期间会选择少吃饭多吃**水果,**

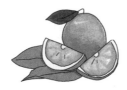

其中很多人为了方便,会把水果打成**果汁。**

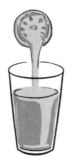

但可怕的是,变身后的果汁早就不是健康食品了,而是一杯充满糖分的——

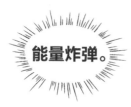

能量炸弹。

变胖+1
变胖+1
变胖+1

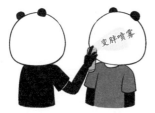

变胖喷雾

喝果汁会加速吸收消化,更会大幅度提升生成脂肪的速度。由此陷入长胖的恶性循环里。

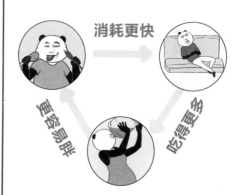

消耗更快

更容易胖

吃得更多

总之, 正确 的减肥饮食应该是:

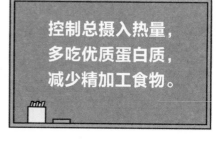

**控制总摄入热量,
多吃优质蛋白质,
减少精加工食物。**

但就算你运动对了,也吃对东西了,你可能还是瘦不了。

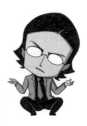

那么你可能是天生的"易胖体质"。

大家可能不知道，胖瘦这件事，你出生的时候，就已经被安排得明明白白。

命中注定

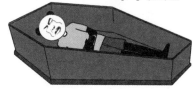

有些人天生就拥有"瘦子基因"，

他们**食欲低，吃得少。**

对你来说吃饭是乐趣，

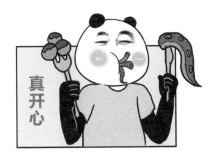

真开心

对他们来说吃饭只是为了活着。

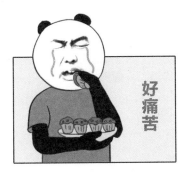

好痛苦

可有些瘦子也很爱吃，为什么他们那么瘦？

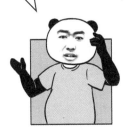

那是因为他们的肠道吸收率不一样。

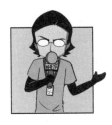

很多瘦子对食物的吸收效率

不给力。

一杯奶茶500大卡，

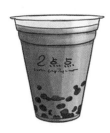

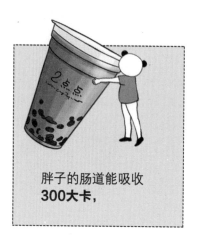

胖子的肠道能吸收
300大卡，

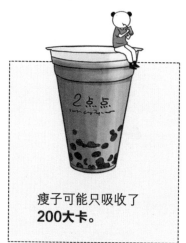

瘦子可能只吸收了
200大卡。

这就是为啥你喝凉水 都会胖，

别人吃再多却依然苗条。

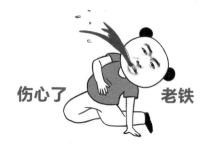

伤心了　　老铁

综上所述，减肥这件事真的是难如登天。

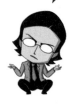

困难重重
困难重重困难重重

所以，如果管不住嘴，还迈不开腿，那我劝大家还是及时收手，老老实实胖着吧。

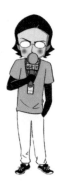

附　录：

壹

想要吃得健康有营养，下面这些食物你得了解一下：
① 毛豆：高钙、高蛋白，热量低、味道好，是一份无比健康的零食。
② 西蓝花：胡萝卜素含量之王，维生素种类也非常齐全，补充营养必吃。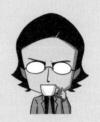
③ 韭菜：虽然不壮阳，但它通便效果好啊！含有大量的纤维素，对于促进肠道蠕动，改善便秘很有好处。
④ 大白菜：维C含量丰富，还有各种矿物质，可以说是健康全能菜。

贰

有些人吃素的方法错了，反而越吃素越胖！

首先，有些蔬菜其实堪比主食，比如土豆，淀粉含量为17%左右，而米饭的淀粉含量为26%，吃两口土豆丝就能顶一口米饭了！

其次，有的蔬菜虽然热量低，但烹饪方式导致最终成品热量超高。比如干煸、红烧、干锅、水煮、爆炒、油焖……都是高油高盐的操作，炒出来的菜热量高到爆炸！

最后，也别没事就往菜上加酱汁：
100g沙拉酱，含有78.8g的脂肪，热量724千卡；
100g千岛酱，油脂含量43%，热量475千卡；
100g咖喱块热量高达540千卡，和巧克力的热量一样高！
（选购时一定要看营养成分表啊）

谣言十一：危险！一口西蓝花等于十条虫

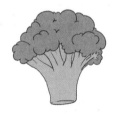

蔬菜皇后
减肥圣品
纤维丰富
热量极低
维生素多
强身健体

长期以来，西蓝花在大家心目中都是健康食物的代表，对此我也很认同，直到有一天，我看到了这张图。

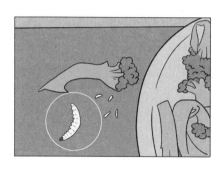

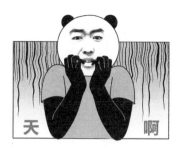

难道说吃一口西蓝花等于吃10条虫子？

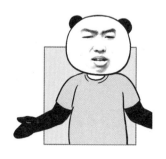

看到这，我猜老爷们可能受到了惊吓，但先听我来分析一下。

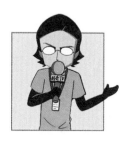

首先，从理论上来说，西蓝花里还真的可能有虫子。西蓝花体积大，分叉多，花蕾又层层叠叠挤在一起，形成了许多天然的孔洞和空隙。

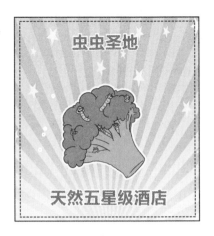

虫虫圣地

天然五星级酒店

所以最后到你手中的西蓝花往往是清清白白、干干净净的一朵花。

这些虫子躲在西蓝花的缝隙里，简单冲洗是洗不掉的。它们跟着西蓝花被煮熟，最后被吃进嘴里，给你一个大大的惊喜（或者惊吓）。

大部分情况下，不管你怎么洗，怎么泡，都不会有虫子。10kg蔬菜中能找到10条虫子已经是比较少见了，一下揪出十几条虫子的西蓝花出现的概率可以说是比彩票中奖还低。

原来我是一道"硬菜"啊！

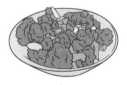

仔细想想，如果你真的吃到了带虫子的西蓝花，那证明这是纯天然的绿色食品，连农药都没有，你应该高兴才对。

但正因为西蓝花非常容易生虫，所以在种植过程中，农民伯伯会特别关照它，给它喷农药进行防治。

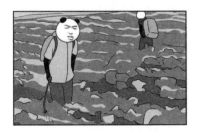

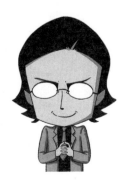

退一万步来说，就算西蓝花里真有虫子，也主要是以下几种：

小菜蛾幼虫

菜粉蝶幼虫

黄曲条跳甲

蚜虫

它们虽然长得吓人，但都无毒，而且比较干净。既不会让西蓝花变质，也不会对健康造成伤害，更不会寄生在体内。它们只会被你吃下去，溶解在胃酸里，变成一份蛋白质。

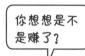
营养健康吃出来。

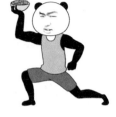

你想想是不是赚了？

但如果你实在不想"加餐"，也可以这样处理西蓝花。

第一步：切开冲洗
按照西蓝花的生长结构把它一小朵一小朵地切开，用流动的水冲洗2~3遍，去掉表面的杂质。

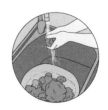

第二步：盐水浸泡
把切好的西蓝花放在盐水里，每500mL水里加2~3勺盐，浸泡15~20分钟后捞出。

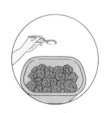

第三步：再次冲洗
再次把泡好的西蓝花用流动的水冲洗，至少两遍。这也是去除农药残留最安全有效的方法。

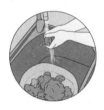

经过这么多清洗步骤，西蓝花基本就干净了。

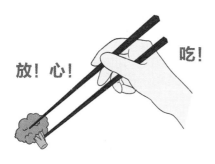

放！心！　　吃！

其实西蓝花生虫并没有什么，你平时吃其他蔬菜水果也有很多"加餐"机会，下面让我说几个让大家"开心"一下。

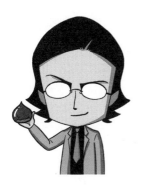

1. 苦瓜

平时我们吃的苦瓜，还有丝瓜、黄瓜、冬瓜等各种瓜类，乍一看没有能藏虫子的地方，但其实它们可能早就被虫子"掏空"了！

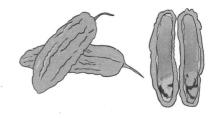

表面新鲜可口，内里空空如也。

这种叫"瓜实蝇"的害虫最爱在瓜还小的时候，钻入瓜里产卵，让自己的孩子跟着瓜一起生长，逐渐吃空瓜内的肉和种子。

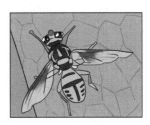

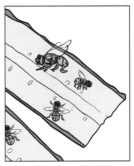

如果你没注意到瓜表面的某些情况，张口就吃，就可能吃到"美味"的蛋白质……

怎么口感如此丰富？

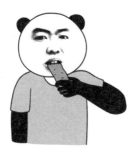

所以在买瓜时，发现黄瓜的表面要是有萎缩、变色，就要当心了！

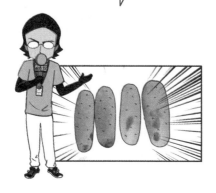

据说"每个无花果内都藏着一只蜜蜂的尸体"。

这句话是真的。

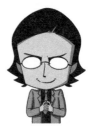

虽然人家叫"无花"果，但它不是真的没有花，只是花开在里面，看不出来而已。

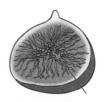

有花，就需要授粉，无花果底部有一个小洞，会有一种叫"榕小蜂"的虫子爬进去授粉。

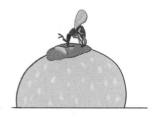

榕小蜂完成授粉和产卵后，会被困在无花果里面，最终死去。

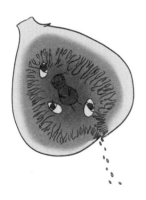

不过我们不用担心，无花果会分泌一种酶，把死去的昆虫分解并吸收掉。所以你在吃无花果时并不会真的吃到虫子的尸体。

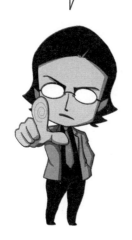

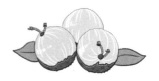

荔枝的果实和果蒂连接处很容易生"蒂蛀虫"。它们在果蒂与果核之间流窜，不仅吃荔枝肉，还会把排泄物留在果蒂与果核中间。

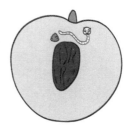

选购荔枝时可以仔细观察靠近果蒂的部位，如果那里有一个小小的洞，用手捏的时候还会流出发酸的汁液，这颗荔枝很可能就被蒂蛀虫入侵了！

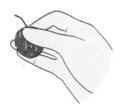

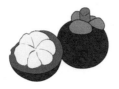

山竹含糖量高，很容易惹来各种虫子，比如蚂蚁。它们一般藏在山竹的叶瓣下和厚厚的果壳里，躲在果肉里的比较少。

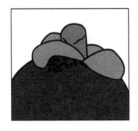

所以吃山竹时先别急，直接剥壳可能会弄脏果肉，剥之前可以先把叶子掰开冲洗干净！

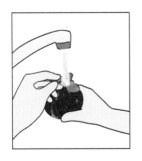

总的来说，其实瓜果蔬菜里面的各种虫子基本对人体无害。

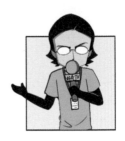

个头大的可以挑出来不吃，就算误食了，它们不携带致病微生物，更无法以人体为宿主。

所以看到虫子不要慌，该吃吃，该喝喝。它们除了引起心理不适，没有太大卫生问题！

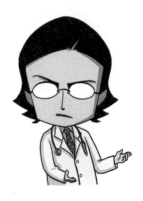

附 录：

壹

吃到虫子没啥大不了的，我们晚上睡觉的时候，也可能会吃掉落进嘴里的虫子。据不完全统计，一个人一生会吃下3只蜘蛛、5只蚊子、2只苍蝇和少许其他昆虫……

贰

老爷们在吃蔬菜水果时，除了怕遇到虫子，可能还担心农药问题。这里给大家提供几个去除农药残留的解决方案：

去皮法： 蔬菜水果表皮的农药残留比较多，能削皮的尽量都削掉皮比较好。

浸泡水洗法： 先用水冲洗掉表面污物，然后用清水浸泡，浸泡不少于10分钟。浸泡时可以加入少量果蔬清洗剂。浸泡后，再用流水冲洗两三遍。但水洗只能洗掉部分农药，像难溶于水的"有机磷类杀虫剂"就去除不了。

碱水浸泡法： 先将表面污物冲洗干净，再浸泡到碱水中（一般500mL水中加入碱5~10g）5~15分钟，然后用清水冲洗3~5遍。"有机磷类杀虫剂"在碱性环境下能迅速分解，这个方法能够除去它。

加热法： 先用清水将表面污物洗净，放入沸水中2~5分钟捞出，然后用清水洗一下。"氨基甲酸酯类杀虫剂"在高温下会加速分解。

谣言十二：糖吃多了容易得糖尿病

> " 世界卫生组织建议：人体每天'添加糖'的摄入量应控制在50g以内，最好不超过25g。"

* "添加糖"指的是生产食品时被添加进去的糖，不包括食物天然含有的果糖、蔗糖或淀粉。

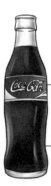

一罐330mL的可口可乐含有35g添加糖

一包90g的巧克力棒含有39g添加糖

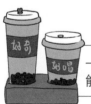

一大杯某品牌奶茶可能含有49g添加糖

总之，你每天胡吃海喝的糖已经远远超出了建议摄入量，不知不觉中，你的身体就会被"糖"慢慢掏空……

如果上天再给我一次机会，我一定不会……

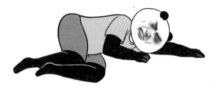

下面，我就来讲讲糖是怎么逐渐摧毁你的身体的！

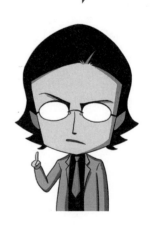

糖进入口腔后，马上就开始"勾搭"你牙齿上由各种细菌构成的一层膜，有人叫它"垢膜"。

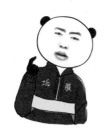

垢膜会与糖发生一些羞羞的行为，（其实就是细菌分解掉糖）从而制造出"酸性物质"。

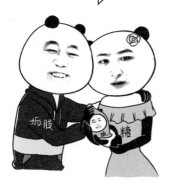

这些酸性物质会继承父母的捣乱基因，腐蚀你的牙釉质，让牙齿脱钙，最终送你一口坏牙。

黑黑的牙齿

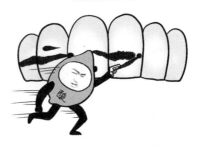

这还不算完。糖的下一个目标是你的皮肤，要知道皮肤白嫩光滑有弹性，主要是靠**胶原蛋白**。

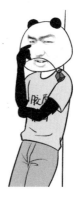

而糖又很快"勾搭"上了胶原蛋白，和它做了一些不可描述的事情。

来跟我一起"糖化"吧。

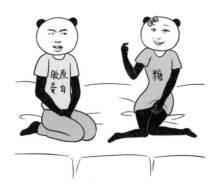

受不了诱惑的胶原蛋白在"糖化"反应下变质，致使弹性纤维断裂。这时你的皮肤就会长出皱纹，变得松弛、蜡黄，成为真正的"黄脸婆"！

糖化反应前的皮肤

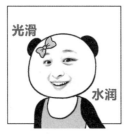

光滑

水润

糖化反应后的皮肤

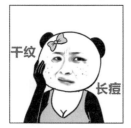

干纹

长痘

还有呢，糖还是个耍赖高手！

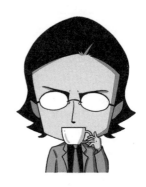

你以为吃辣会长痘，但其实是糖破坏了激素平衡，糖才是长痘的罪魁祸首！

都是它们干的，呜呜呜……

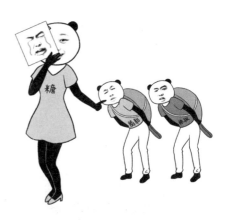

其实还没完。知道为什么糖有这么多危害，你还对它爱不释手吗？因为糖会"洗脑"！

你早就被我"洗脑"啦！

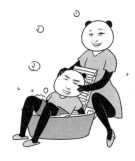

没错，人的大脑也抵抗不了糖的诱惑。

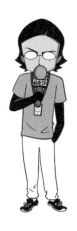

糖给你"洗脑"，总共分两步。

第一步：让你上瘾

吃了糖之后，甜味会顺着你的味觉神经传到大脑，刺激大脑分泌出让你快乐的"多巴胺"。

看好奇博士　快乐+10000
看好奇博士　快乐+10000
看好奇博士　快乐+10000
看好奇博士　快乐+10000

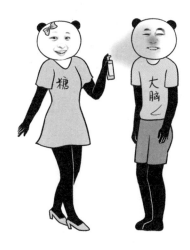

 吃的糖越多，越上瘾，越快乐。

一旦哪天没吃糖，整个人都会空虚、寂寞、冷。大脑也会不停发出信号，催促你继续吃糖，于是你又忍不住向糖伸出了手……

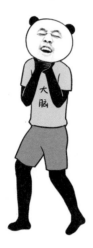

不给我糖吃我就死在你面前！

第二步：让你变傻

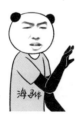

哎？刚刚说啥来着？

糖不仅会让你上瘾，还能让你失忆。因为你大脑里管记忆的"海马体"也被糖俘获了。

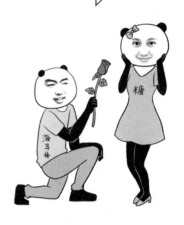

我感觉已经陷入爱河。

德国神经科学家用脑部核磁共振成像技术进行过实验，发现爱吃糖的人的海马体明显萎缩，物理结构与记忆功能都受到了损害。直白地说：吃糖越多，你就越傻！

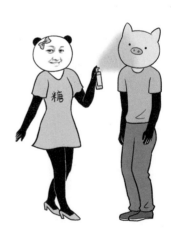

巴啦啦能量！变猪！

除了上面说的这些部位，你体内的各个器官都逃不过糖的魔爪。

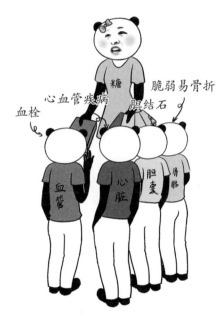

做完这些坏事之后，糖还没耗尽所有的力气，那剩下的去了哪里呢？

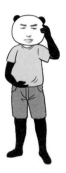

看到这里有的老爷可能迫不及待地想问一个问题：

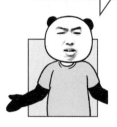

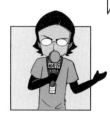

患糖尿病主要是因为你的"胰岛"出了点故障，胰岛素分泌功能异常，或分泌有缺陷，导致吃的糖进入身体里后，难以被分解，所以血糖异常增高。

这就是我的天下了！

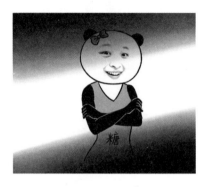

而胰岛出问题可能是先天的，也可能是你平时各种不良生活习惯综合导致的，并不只是"吃糖多"惹的祸。

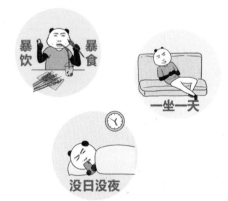

暴饮暴食

一坐一天

没日没夜

如果你只想着不吃糖，但不改变其他不健康的饮食习惯，也是白搭！

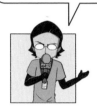

而且糖尿病人也不是完全不能吃糖，如果发生了低血糖的症状，可以用吃糖来调整状态，日常情况下只要能维持血糖稳定，适量吃点糖也可以。

有点晕，真的缺糖了！

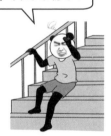

敲黑板！"糖"很复杂，吃多了巨伤身，但也不用一点都不吃。保持每天合理的糖分摄入，均衡饮食营养，再配合适当运动才最健康！

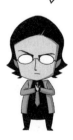

附 录：

壹

代糖比糖健康，能不能多吃?

很多人嗜甜又怕胖，所以出现了"代糖"。代糖食品就是不加糖（果糖、蔗糖、葡萄糖等），靠代糖提供甜味，这类食品的包装上通常标着"无糖"。甜味剂的种类很多，根据产生热量与否，一般可分为营养性的甜味剂（可产生热量）及非营养性的甜味剂（无热量）两类。

营养性甜味剂有：蔗糖、果糖、木糖醇和阿斯巴甜（后两种是代糖）；非营养性甜味剂有：糖精、甜菊苷和甘草甜素。

蔗糖最常见，但容易摄入过多，造成肥胖或龋齿；

果糖健康一点，比蔗糖更甜，所以用的克数会少一点，但热量也不低；

木糖醇甜度与蔗糖相仿，也能提供能量，但不会导致龋齿，比蔗糖健康很多；

阿斯巴甜（也叫蛋白糖）甜度是蔗糖的200倍，虽然会产生热量，但可忽略不计，体重60kg的人每日允许摄入量为2.4g；

糖精甜度为蔗糖的500多倍，糖尿病患者也可以吃，但其安全性曾受到质疑；

甜菊苷热量低，甜度约为蔗糖的200倍，但略带青草味；

甘草甜素甜度约为蔗糖的250倍，但味道不纯正，一般用在酱油等调味品中做辅料。

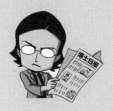

所以吃糖有风险，代糖要适量，老爷们平时吃甜食也要悠着点！

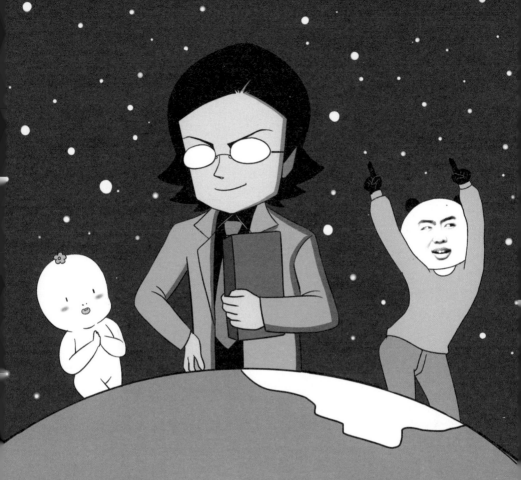

健康谣言

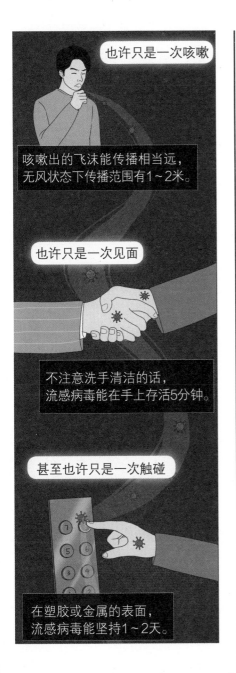

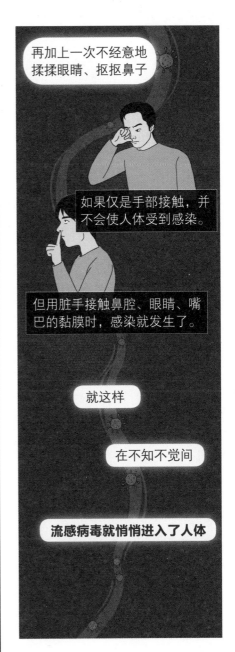

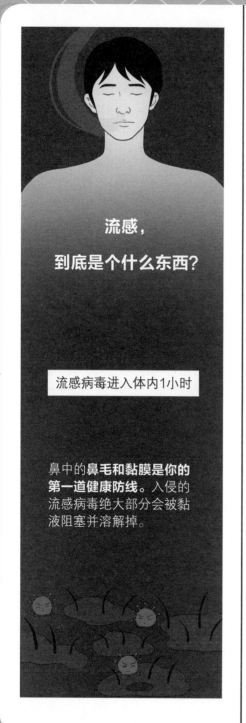

流感，
到底是个什么东西？

流感病毒进入体内1小时

鼻中的**鼻毛和黏膜是你的第一道健康防线**。入侵的流感病毒绝大部分会被黏液阻塞并溶解掉。

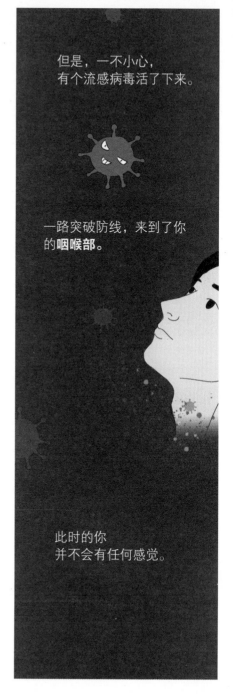

但是，一不小心，有个流感病毒活了下来。

一路突破防线，来到了你的**咽喉部**。

此时的你并不会有任何感觉。

流感病毒进入体内10～18小时

流感病毒仅靠自己并不能繁衍后代。所以当它顺利抵达咽喉时，立马就盯上了你健康的细胞。

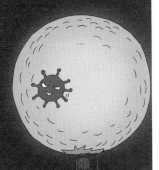

病毒侵入细胞后，**会利用细胞里的物质生产更多的病毒**，不断输送到外面，去感染更多的细胞。

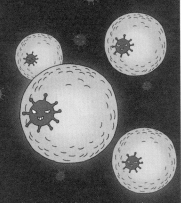

虽然病毒在你体内大开派对，但你对此仍然一无所知。

流感病毒进入体内24小时

很多感染者在病毒入侵后的1～2天内没有任何症状，但更多的感染者的身体这时终于反应了过来。

体内巡逻守卫的**"自然杀伤细胞"**最先发现了这些入侵者，开始疯狂攻击被病毒感染的细胞。

自然杀伤细胞

- 免疫系统反击病毒的第一拨作战部队
- 能够迅速识别和消除被病毒感染的细胞

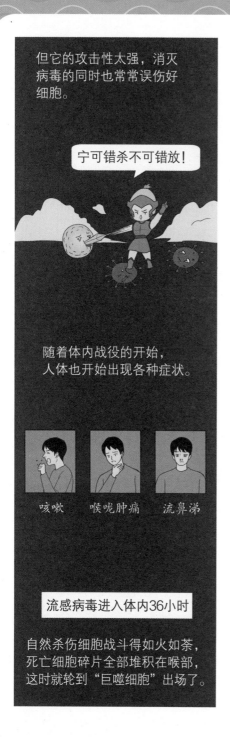

但它的攻击性太强，消灭病毒的同时也常常误伤好细胞。

宁可错杀不可错放！

随着体内战役的开始，人体也开始出现各种症状。

咳嗽　　喉咙肿痛　　流鼻涕

流感病毒进入体内36小时

自然杀伤细胞战斗得如火如荼，死亡细胞碎片全部堆积在喉部，这时就轮到"巨噬细胞"出场了。

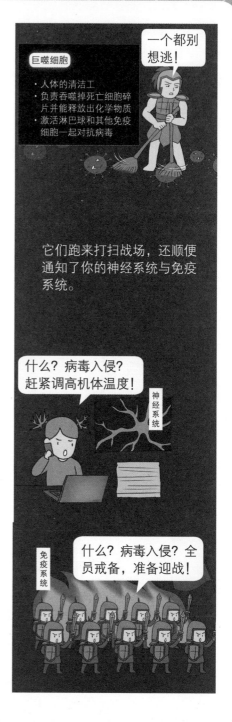

一个都别想逃！

巨噬细胞
· 人体的清洁工
· 负责吞噬掉死亡细胞碎片并能释放出化学物质
· 激活淋巴球和其他免疫细胞一起对抗病毒

它们跑来打扫战场，还顺便通知了你的神经系统与免疫系统。

什么？病毒入侵？赶紧调高机体温度！

神经系统

什么？病毒入侵？全员戒备，准备迎战！

免疫系统

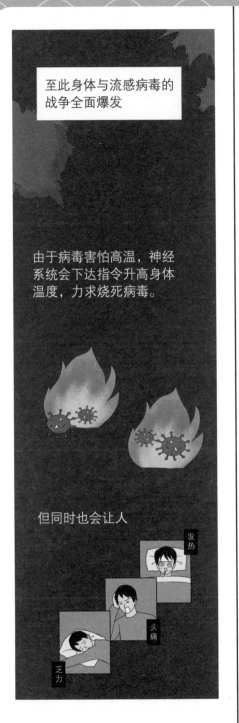

至此身体与流感病毒的战争全面爆发

由于病毒害怕高温，神经系统会下达指令升高身体温度，力求烧死病毒。

但同时也会让人

发热

头痛

乏力

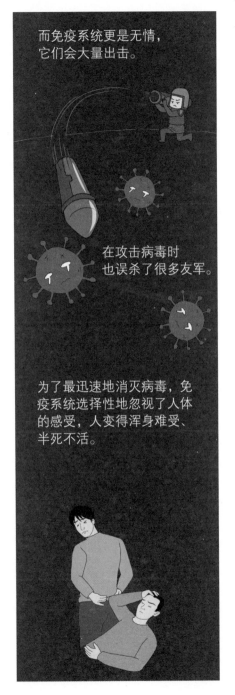

而免疫系统更是无情，它们会大量出击。

在攻击病毒时也误杀了很多友军。

为了最迅速地消灭病毒，免疫系统选择性地忽视了人体的感受，人变得浑身难受、半死不活。

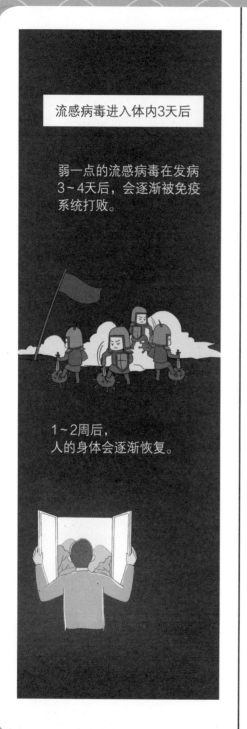

流感病毒进入体内3天后

弱一点的流感病毒在发病3~4天后，会逐渐被免疫系统打败。

1~2周后，
人的身体会逐渐恢复。

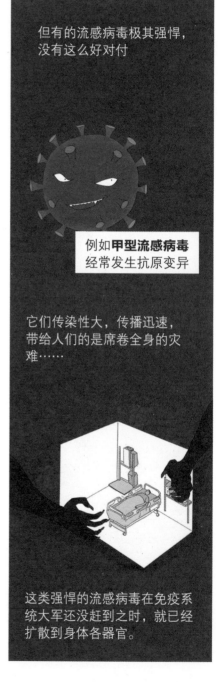

但有的流感病毒极其强悍，没有这么好对付

例如**甲型流感病毒**经常发生抗原变异

它们传染性大，传播迅速，带给人们的是席卷全身的灾难……

这类强悍的流感病毒在免疫系统大军还没赶到之时，就已经扩散到身体各器官。

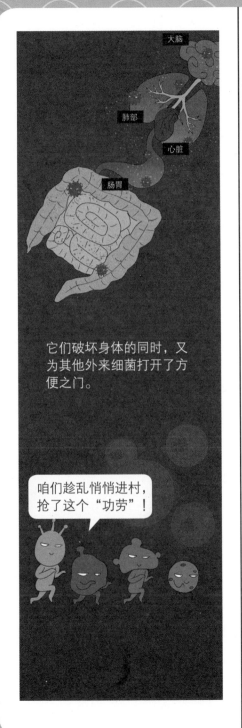

它们破坏身体的同时，又为其他外来细菌打开了方便之门。

咱们趁乱悄悄进村，抢了这个"功劳"！

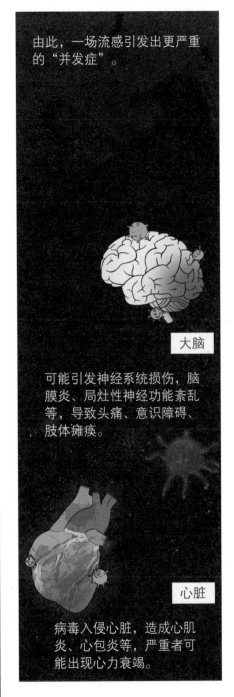

由此，一场流感引发出更严重的"并发症"。

大脑

可能引发神经系统损伤，脑膜炎、局灶性神经功能紊乱等，导致头痛、意识障碍、肢体瘫痪。

心脏

病毒入侵心脏，造成心肌炎、心包炎等，严重者可能出现心力衰竭。

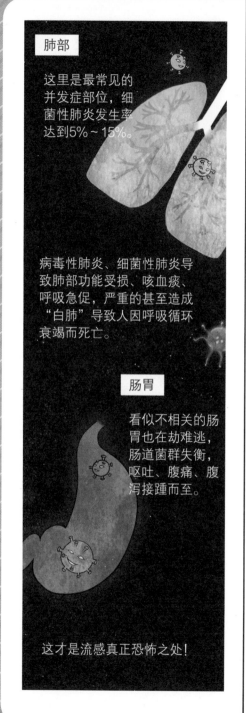

肺部

这里是最常见的并发症部位，细菌性肺炎发生率达到5%~15%。

病毒性肺炎、细菌性肺炎导致肺部功能受损、咳血痰、呼吸急促，严重的甚至造成"白肺"导致人因呼吸循环衰竭而死亡。

肠胃

看似不相关的肠胃也在劫难逃，肠道菌群失衡，呕吐、腹痛、腹泻接踵而至。

这才是流感真正恐怖之处！

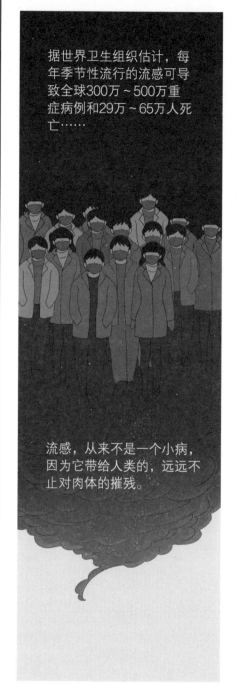

据世界卫生组织估计，每年季节性流行的流感可导致全球300万~500万重症病例和29万~65万人死亡……

流感，从来不是一个小病，因为它带给人类的，远远不止对肉体的摧残。

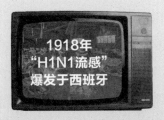

1918年"H1N1流感"爆发于西班牙

10亿人感染，5000万～1亿人死亡，致死率5%以上。这场流感后，美国当年人均寿命下降了12岁。

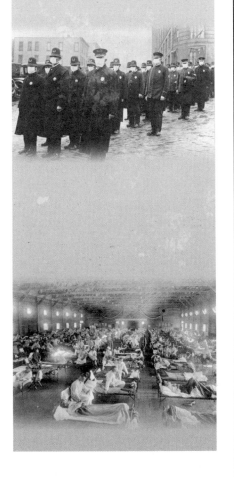

1957年"H2N2亚型流感"

全球至少100万人遭遇厄运，停工、停课、歇业，严重影响经济水平。H2N2流感随后又变为H3N2流感，当时死亡人数约为75万，该病毒至今仍在不时出没。

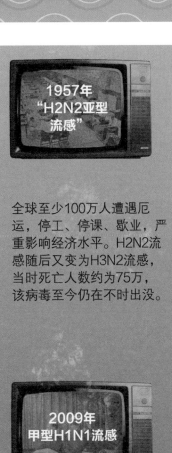

2009年甲型H1N1流感

H1N1集中了猪流感病毒、人流感病毒和禽流感病毒的特征。预防和及时治疗能有效降低患病率和死亡率，但世界范围内仍有数十万人死亡。

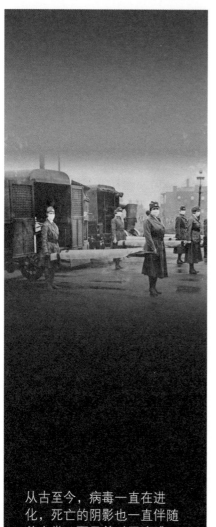

从古至今，病毒一直在进化，死亡的阴影也一直伴随着人类。而目前对于流感，科学家都尚未研究透彻，也并没有治疗的特效药。我们能做的只有先约束好自身。

预防流感注意事项

1. 注射流感疫苗。

2. 保持室内空气流通，流感季注意戴口罩，少去人群密集处。

 3. 咳嗽、打喷嚏时注意遮挡，避免飞沫传播。

4. 勤洗手，避免脏手接触口、眼、鼻。

5. 流感暴发期如出现症状，请及时就医，并减少接触他人。

6. 加强体育锻炼，提高免疫力。

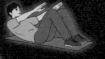

最后还有一点很关键

很多流感，比如禽流感、猪流感都是从动物传染到人身上的。

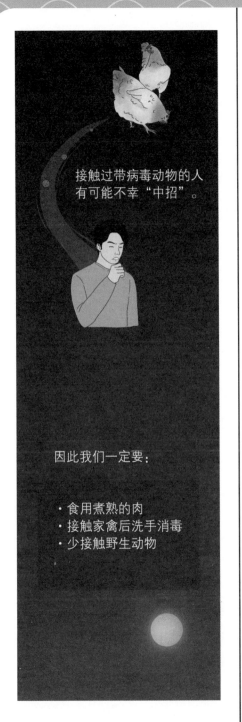

接触过带病毒动物的人
有可能不幸"中招"。

因此我们一定要：

· 食用煮熟的肉
· 接触家禽后洗手消毒
· 少接触野生动物

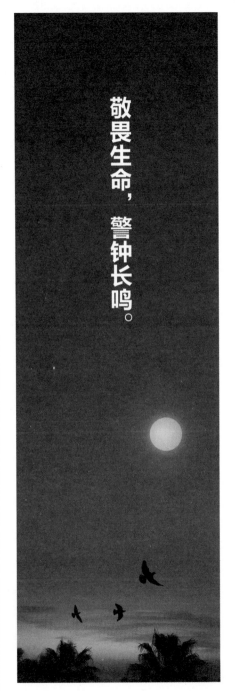

敬畏生命，警钟长鸣。

附 录：

　　原则上来说口罩都是一次性的。一般4个小时就
要更换新口罩，不过专家建议有些情况其实可以适
当延长口罩的使用时间：如果你去了人多的地方，
但口罩没有脏污、破损和变形，你也没有与人近距
离接触，那么口罩超过4个小时还是可以继续使用
的；如果你接触的人比较少，只是下楼取快递、拿
外卖、扔垃圾，口罩的污染相对较小，也可以不用
天天换；除此之外，你一个人待着的时候，感染的
可能性相对较低，也可以不用戴口罩。还有研究表
明N95的口罩就算戴了2天，过滤效率仍有94%，防护效果依然表现良好。

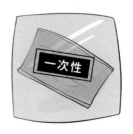

貳

　　许多网友"研发"出了一些口罩消毒再利用的方法。但很多方法其实是
错误的，比如用消毒柜、用水煮、用吹风机等。这些方法都会严重破坏口罩
的过滤层，大大影响它的保护作用。而酒精消毒法和紫外线消毒法，也一直
大有争议。

　　谨慎起见我特意查阅了一些相关论文，比如台湾省曾经做过一个类似的
研究：

　　用70℃的烤箱烘烤30分
钟和用紫外线来消毒对N95口
罩的过滤效率影响最小，可以
作为口罩的消毒手段。同时美
国也有一个关于紫外线消毒对
N95口罩影响的论文，给出的
结论是紫外线会降低口罩的防
护能力，但影响相对较小，可
以用于口罩的消毒。

用70℃的烤箱
烘烤30分钟

用紫外线来消毒

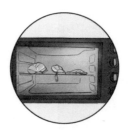

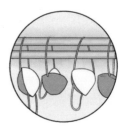

叁

2019年末，出现了一种新型冠状病毒肺炎（COVID-19），目前人们对它的了解还不够充分，尚未找到有效的治疗手段，因此预防就是重中之重。

普通人最有效的手段就是戴口罩，关于口罩你需要知道：

戴口罩的时候，上下要拉一拉，鼻夹要捏一捏，夹在鼻子上，以免漏气。

摘下来的时候，不要直接用手拿口罩表面，而是捏住耳朵旁的带子摘下来。

肆

把用完的口罩扔进垃圾桶，然后用5%的84消毒液按照1∶99配比后，洒在口罩上消毒。没有消毒液的话，可以将口罩密封后丢进垃圾桶。另外，不推荐剪碎、开水烫、焚烧等处理方法，容易造成二次污染。

伍

根据钟南山院士所说，COVID-19有可能长期存在，但还不确定是否会和流感一样反复出现。因此，除了戴口罩，我们还要勤洗手，减少病毒与黏膜接触的机会。

尤其是以下几种情况：

1. 饭前便后；
2. 外出回家；
3. 咳嗽喷嚏后；
4. 接触口、鼻、眼等黏膜前；
5. 接触过小动物之后。

一定要使用肥皂和流动的水，清洗时间不少于20秒。

谣言十四：5G手机的辐射会致癌

5G概念已经流行很久了，相信很多老爷应该也都听过。不过听过归听过，肯定有不少人对5G还不了解。

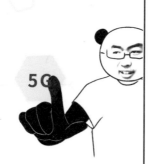

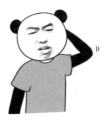

5G到底是个啥？

4G手机挺好用啊，为啥要换5G？

5G辐射是不是更大？

我用5G可以干啥？

别着急，这些问题博士今天一口气都给你们讲明白！

1. 5G辐射很大吗？

关于5G最大的问题起于上面这句谣言。

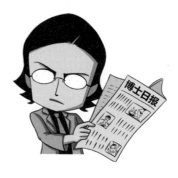

之前网上冒出了大量"5G有害"的传言，但这种传言根本**毫无科学根据！**

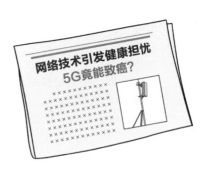

首先，辐射危害一般是指因为辐射出的能量高到引起DNA损伤。细胞或许会因此死亡，也可能变异，确实会有癌变的可能。

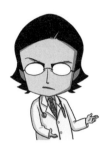

三种常见的辐射：

紫外线　　X射线　　伽马射线

但是5G基站的辐射能量非常非常小，根本做不到这一点！

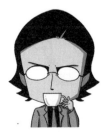

首先我们来看看一个5G基站长啥样。它的大小也就跟手提箱差不多，可以看成是一个路由器Plus，也就是稍微大一点的路由器。

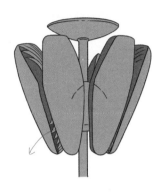

它的外形小，功率也一样小，甚至比某些灯泡的功率还小。

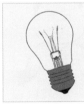

白炽灯
功率：20瓦

5G基站
功率：10瓦

 功率小，就意味着它工作时需要的能量小，向外辐射的能量自然也不太大。

109

而且我们国家对辐射的标准非常严格，尤其是对通信基站的功率要求。

功率密度标准

中国	40微瓦 / 平方厘米
美国	600微瓦 / 平方厘米
日本	600微瓦 / 平方厘米
欧盟	450微瓦 / 平方厘米

*我国对基站的要求比欧美严格多了

> 但我对这数据没啥概念啊，40微瓦/平方厘米到底是多少呢？

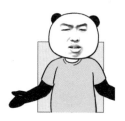

> 这么说吧，跟常见的家用电器辐射相比，5G基站的辐射连给它们提鞋都不配！

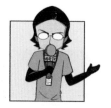

常见家电功率密度

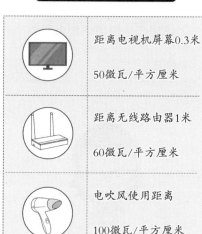

距离电视机屏幕0.3米

50微瓦/平方厘米

距离无线路由器1米

60微瓦/平方厘米

电吹风使用距离

100微瓦/平方厘米

距离电冰箱0.3米

900微瓦/平方厘米

而且为了保证安全，每一座基站运行后，运营商都会定期进行检查，确保辐射不会超标。因此根本没必要担心5G的辐射问题。

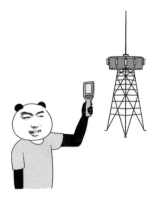

比起担心我们反而更应该敞开双臂，拥抱5G的到来。因为5G真的太厉害了！

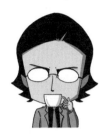

频率高其实就是波的振动速度快，显而易见，在同样时间内，频率高的电磁波波峰和波谷更多，所以能容纳更多的1和0，也就是电磁波所能传递的信息。

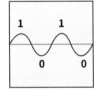

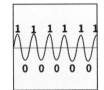

由于5G用的电磁波频率要比4G高得多，所以5G传输的速度也就更快。

2. 5G到底牛在哪儿？

答案其实很简单，就是一个字：快！

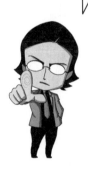

这是因为5G的波特别高。这个高指的不是波的高度，而是波的"频率"。

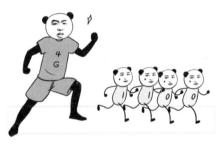

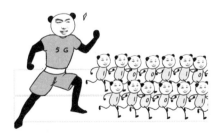

3. 5G能给我们带来哪些变化?

上面已经说了5G的一大特点就是快,比如下载电影时,用4G网络的你可能还在加载,用5G网络的你已经开始看了。

> 刚开始就结束了,5G就是牛!

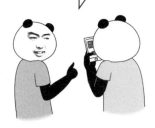

不过5G带来的可不仅是超快的网速,还有更厉害的!

想想钢铁侠的万能管家"贾维斯",未来的你也可以拥有!

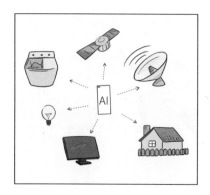

在5G时代,医生可以远程做手术;工人师傅们可以在空调房里开挖掘机;喜欢唱歌的在家就能远程享受KTV。

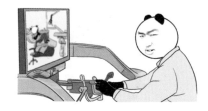

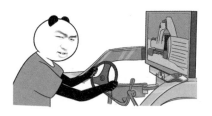

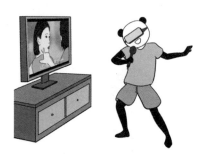

> 当然我相信5G带来的变化远远不止于此。

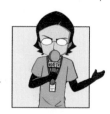

毕竟在七八年前，4G刚刚商用的时候，我们都没有想到4G会带来短视频的爆发；

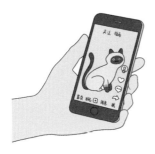

我们也都没有想到4G竟然一手捧红了外卖、电商、打车平台；

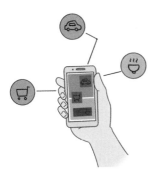

我们更没有想到移动支付靠着一部手机和二维码竟然就把现金支付给干掉了！

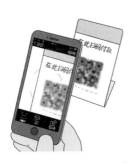

所以我们有理由相信，现在能想到的，5G对我们生活的改变可能也只是冰山一角！

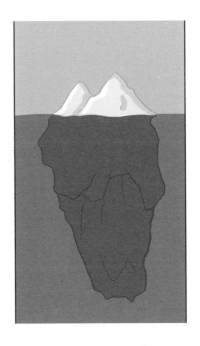

总而言之，我们想要的未来，我相信5G都有！

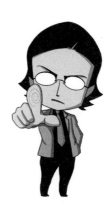

附 录：

壹

　　当信号不好时，为了保证通信正常，手机就会增加自身天线的辐射功率。虽然这个功率依然安全，但还是建议老爷们尽量避免在电梯、地铁这样信号不好的地方打电话，或者可以选择戴耳机接打电话。

贰

　　"床头放手机危害身体健康"的说法也纯属扯淡。因为手机待机时辐射更低，一般只有十几微瓦每平方厘米。
　　肯定有人问，既然手机辐射没啥问题，那世界卫生组织为啥把手机辐射归为"2B类致癌物"？其实它的意思是"可能对人体致癌"，是建立在没有充分证据上的一种小心谨慎的猜测。世界卫生组织也曾明确称：并没有证据显示使用手机会对健康造成有害影响。

叁

　　比起手机辐射，我们身边倒是有更多值得注意的放射性物质：
　　① 太阳；
　　② 星星；
　　③ 脚下的岩石。
　　在我们没有做好防晒就出门、登山、做日光浴以及使用天然花岗岩做装修材料的时候，有害辐射都在发生，有些甚至超过了安全值。因此，对于日常生活来说，防晒、通风、少使用不合格的岩石装修，才是更有效、更安全的防辐射手段！

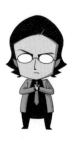

谣言十五：活性炭可以除甲醛

老爷们如果刚装修了房子，粉刷了墙壁，或是买了新家具，爸妈和亲朋好友一定会提醒你说：

多买点活性炭，吸走甲醛！

一定要小心甲醛啊，会得白血病！

家里多放点仙人掌，除甲醛！

等甲醛散了再搬家吧。

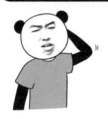

今天我们就来谈谈这个让人闻风丧胆的甲醛。

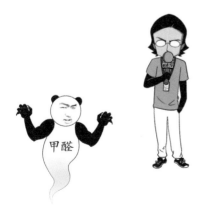

甲醛是一种带有刺激性气味的**无色气体**。遇到浓度稍微高一点的甲醛，我们就会感到身体不适。

甲醛浓度（mg/m³）	对应症状
0.08~0.09	轻微气喘
0.1	异味和不适感
0.5	刺激眼睛流泪
0.6	咽喉不适或疼痛
12~24	呼吸困难、咳嗽、胸闷和头痛
60	肺炎、肺气肿，甚至死亡

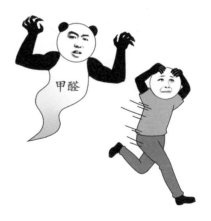

甲醛这种害人于无形的特性让大众对它十分恐惧。

网上有很多关于甲醛的可怕信息。问题是，长期吸入甲醛真的会导致白血病或癌症吗？

> 首先，甲醛能致癌是早已被研究证实的结论。

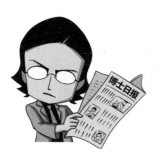

国际癌症研究所发表的《IARC人类致癌物评估论文》里明确说了**甲醛是诱发鼻咽癌的1类致癌物质。**

甲醛被吸入人体后，与DNA分子结合，破坏我们体内的DNA结构，并且阻碍细胞对DNA进行修复。

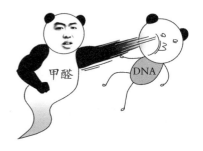

甲醛 DNA

这些都会增加细胞癌变的可能性。甲醛是否会直接导致白血病现在尚无定论，但目前可以确认甲醛是人患白血病的"诱因"之一。

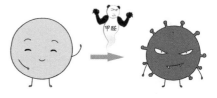

正常细胞　　　　　　　癌细胞

科学家曾对一群从事化工生产（接触甲醛）的工人进行跟踪检测，发现短期、大剂量的甲醛暴露比长期、低剂量的甲醛暴露发病风险更大。

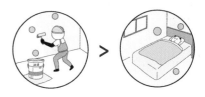

而且发现暴露在甲醛下的人比普通人患白血病的风险高2.4倍左右。

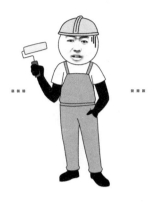

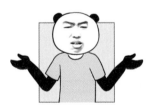

看来甲醛实在不是什么好东西！惹不起，那我躲还不行吗？

一个扎心的事实是——你可能还真的躲不掉！

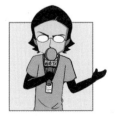

现在很多家具和地板的原材料都是"复合板材"。这种板材的胶黏剂里不可避免地会含有大量甲醛。你家的每个角落可能都已经被甲醛霸占了。

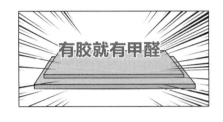

有胶就有甲醛

复合板材（家具、地板）
甲醛含量☆☆☆☆☆

墙纸胶、油漆
甲醛含量☆☆☆☆

各种装修用胶
甲醛含量☆☆

地毯、窗帘、沙发等纺织品
甲醛含量☆
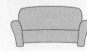

这也就是为什么装修后大部分人都会被甲醛问题困扰。"多才多艺"的网友也琢磨出了各种除甲醛的方法。

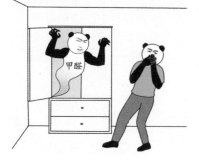

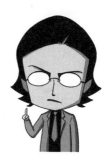

植物确实有一定吸收甲醛的能力，但它们能吸收的量微乎其微。

但很多"除醛妙招"只是"自欺欺人"！

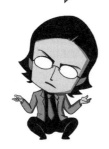

专家通过实验得出的甲醛净化率通常为：常春藤>芦荟>绿萝 ≈ 吊兰 ≈ 虎尾兰。（仙人掌不在考虑范围内）但是另一些实验数据却表明植物吸收有害气体时，常春藤不如绿萝管用。

1. 植物除甲醛？

大家总爱在新家里放上几盆绿萝之类的植物，希望它们代替你吸收掉甲醛。但大家都高估这些植物了！

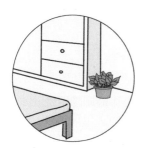

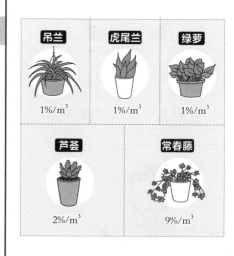

吊兰	虎尾兰	绿萝
$1\%/m^3$	$1\%/m^3$	$1\%/m^3$

芦荟	常春藤
$2\%/m^3$	$9\%/m^3$

在（较高甲醛浓度的）实验条件下，一盆绿萝在12小时里吸收了1.78mg的甲醛，但这之后它对甲醛的吸收速度就**大幅度降低**。

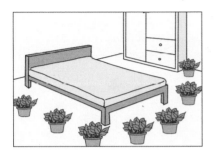

直到实验结束，甲醛浓度值一直高于安全标准（0.1mg/m³）。

仅仅通过植物净化就想让室内甲醛浓度快速达到安全标准几乎是不可能的。

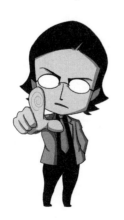

活性炭确实可以吸附甲醛，但它有个严重的漏洞。活性炭无法智能选择该吸啥不该吸啥，空气里的甲醛、水分子被它一股脑儿全吸了。

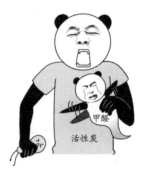

而且，活性炭饱和之后，就不会继续吸附，反而会将之前吸进去的东西再"吐"出来。

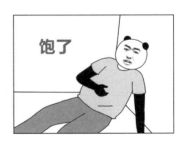

就是说用活性炭吸附甲醛，不仅效果一般，在它饱和之后，还会把有害物质排出来造成二次污染。

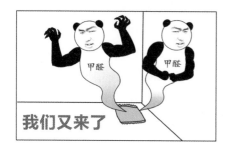

我们又来了

鉴于活性炭的不确定性实在太多，这个方法并不推荐！

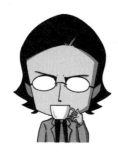

3. 清除剂除甲醛？

我们网上一搜就会发现大把除甲醛的方法，有些方法看起来仿佛很高端。

净味贴、除醛包、光触媒

但这些甲醛清除剂的功效用一句话就可以总结，那就是

治！标！不！治！本！

想赶我走？没那么容易！

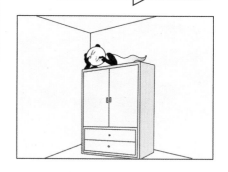

甲醛的释放期可达十几年。有些方法看似能在短期内将甲醛含量降低到安全标准，但其实只是除掉了空气里的甲醛。

除甲醛后：

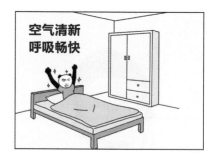

空气清新
呼吸畅快

等这个包那个贴用完之后，复合木板和墙漆中的黏合剂还会源源不断地释放甲醛。**你清除的速度根本比不过生产的速度！**

一个月后：

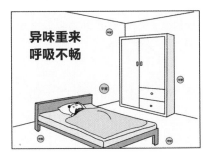

异味重来
呼吸不畅

在资金允许的情况下，装修材料尽量选实木、瓷砖这类甲醛含量低的材质，在买的时候也要看好各种材料的甲醛含量。

那甲醛这玩意儿，我们就非吸不可了？

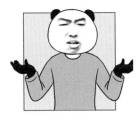

装修材料甲醛限量值		
材料		甲醛释放量限量
胶合板、细木工板、饰面板		≤1.5mg/L
胶黏剂	水基型	≤1g/kg
	溶剂型	≤0.5g/kg
内墙涂料		≤120mg/kg
地毯	地毯衬垫	≤0.05mg/（m²·h）
	地毯胶粘剂	≤0.05mg/（m²·h）
家具		≤1.5mg/L

倒也不是。对于甲醛问题，提前预防比后期治理更重要！

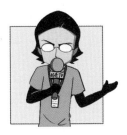

但光挑好材料还不够，只要有胶、有油漆就会有甲醛的存在。所以我们还要注意多开窗通风！

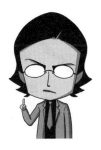

甲醛在高温环境下挥发更快。没事多开窗换气，甲醛也会逐渐消散，有条件的话，可以装个新风系统，加强一下室内的空气流通。

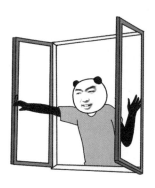

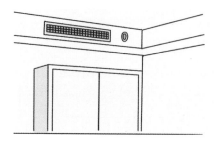

另外在房子装修好后也不要急着入住，至少通风三个月才行。对于儿童和孕妇来说，最好是通风半年以上。

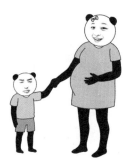

记住，这时甲醛还没有完全消失，只是达到了居住的安全标准而已，想等家里的甲醛真正消失，至少要通风三年！

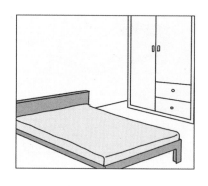

让我们来划一下重点：
① 装修时尽量选择甲醛含量低的材料；
② 平时多开窗通风。
老爷们记住哦，防大于治，安全你我他！

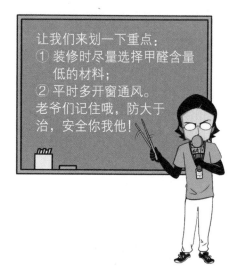

附录：

到底怎么除甲醛才有效？

目前来说，光触媒除甲醛不会产生二次污染，效果也比较显著，是去除已有甲醛最好的方法。但光触媒需要较强紫外线照射，操作较难，价钱也贵，普通家庭并不适用。

而且市面上所有除醛方法，都只是除掉已经挥发出来的甲醛，过一段时间，又会有新的甲醛，我们并不能通过任何一种方法根除装修甲醛。除非一开始就使用符合环保标准的材料。

想要降低室内有害物质，最有效的办法还是原材料就不用甲醛，然后定时开窗通风。

除了甲醛，装修还可能有什么危害？

家具涂装会使用的增白剂等添加剂，混凝土施工中会大量使用氨水和尿素进行防冻。这会造成氨污染。氨会破坏人体细胞，严重时可能呕吐、胸闷或呼吸困难。

建议安装新风机或者开窗通风。

花岗岩碎石、煤渣砖或掺有粉煤灰的水泥砌块等建筑材料，可能会产生氡。

氡污染会致呼吸道炎症、肺气肿、肺硬化，甚至肺癌。

少选危险建材，使用防氡涂料阻断氡的释放，还要开窗通风。

油漆、胶类建材会释放出苯，它是1类致癌物，会导致恶心、嗜睡、头痛等现象。人体吸入高浓度苯会急性苯中毒，中枢神经、心脏、呼吸及循环系统都会受损，严重可致死。

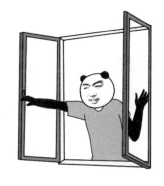

苯类和甲醛一样难以被消除，我们可以使用苯捕捉剂或者光触媒，也建议定期开窗通风。

*本文部分数据来自《4种观赏植物净化甲醛的效果研究》。

谣言十六：用热水烫菜板可以消毒杀菌

老爷们是否观察过妈妈做饭时用的菜板？

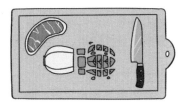

平时你妈做饭时会不会有这些操作：

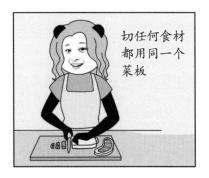

切任何食材都用同一个菜板

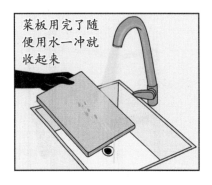

菜板用完了随便用水一冲就收起来

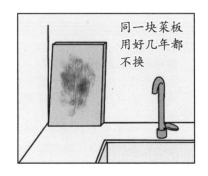

同一块菜板用好几年都不换

如果答案是"有"。接下来我就要把菜板放到显微镜下瞅一瞅，给你们展示一下你家菜板的——

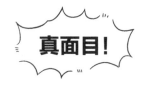

真面目！

看到了吗？这些正在菜板上疯狂蠕动的就是你肉眼看不见的细菌！

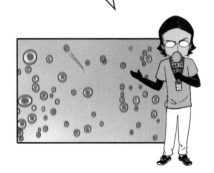

震惊

害怕

不敢信

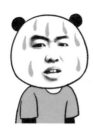

科学研究表明：家中常用的菜板平均每平方厘米就有**200多万**个细菌！其中很多都不是"善茬"。一不小心就会让你上吐下泻，甚至食物中毒。

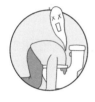 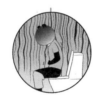

罪魁祸首就是——错误的菜板使用习惯！

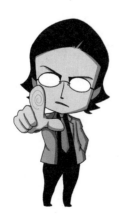

很多人用菜板切菜的时候都是生食熟食不分，切完生食切熟食，切完熟食再切生食……如此一来细菌就开始两边乱窜了。

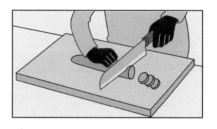

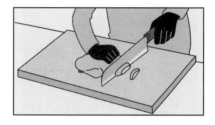

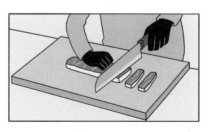

要知道没有处理过的生食往往带有很多细菌，在切的过程中这些细菌很容易沾在菜板和菜刀上，接下来你再切熟食，它们就会顺势再沾上去。

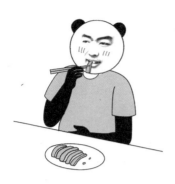

如果你不在意地吃下去了，细菌就能在你体内疯狂捣乱。

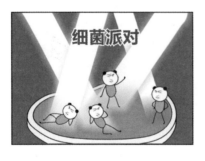

细菌派对

不理解这件事的严重性？我给你举几个例子！

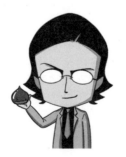

1. 大肠杆菌

大肠杆菌无处不在，你吃的肉里、你喝的水里、你的肠道里都有它们的身影。很多大肠杆菌能跟我们和平共处。

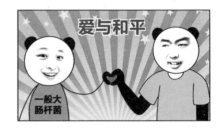

爱与和平

一般大肠杆菌

但也有一些"刺儿头"，它们不干坏事不罢休。比如生肉就很容易携带一些能致病的大肠杆菌。我们称之为：

兄弟们！给我上！

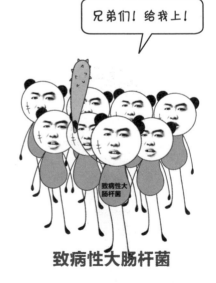

致病性大肠杆菌

致病性大肠杆菌

听名字就知道致病性大肠杆菌并不热爱和平。进入人体后它们会释放毒素，导致腹泻、腹部痉挛。

> 严重一点时，你还可能并发肠道出血，甚至得急性肾病。

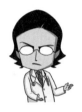

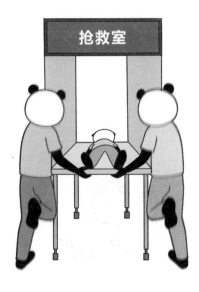

抢救室

2.金黄色葡萄球菌

金黄色葡萄球菌能污染各种食物：**生肉、蛋、奶、鱼**……只有你想不到的，没有它攻占不了的。

> 兄弟们，走吧！

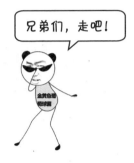

更可怕的是这个小坏蛋简直就是一个"**毒素专家**"，能生产出各种各样的毒素祸害你。

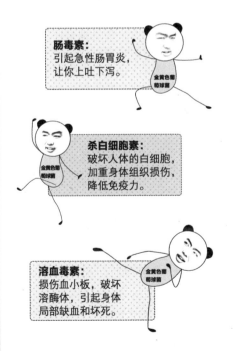

肠毒素：
引起急性肠胃炎，让你上吐下泻。

杀白细胞素：
破坏人体的白细胞，加重身体组织损伤，降低免疫力。

溶血毒素：
损伤血小板，破坏溶酶体，引起身体局部缺血和坏死。

据统计，细菌性食物中毒事件中约有25%是由金黄色葡萄球菌引起的，而且中毒症状比较严重。**受害人不计其数！**

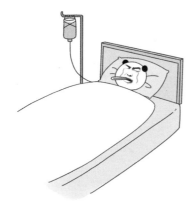

3. 沙门氏菌

鸡鸭鹅这类禽肉里常常携带沙门氏菌，这种细菌非常要命！除了让你上吐下泻，还有可能侵入血液，引发败血症，严重时可导致休克，甚至死亡。

让你看看我的厉害！

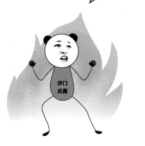

全世界细菌性食物中毒事件中，沙门氏菌中毒排名第一。

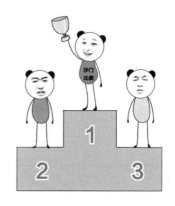

Boshi 新闻
全球每年有超过1亿人感染沙门氏菌，15.5万人因此死亡

Boshi 新闻
我国每年沙门氏菌中毒人数高达300万

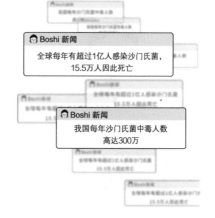

除了上面这些细菌，菜板上还有很多你可能听都没听过的致病菌。

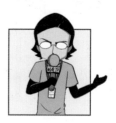

128

副溶血性弧菌、空肠弯曲菌、李斯特菌、志贺氏菌、念珠菌……

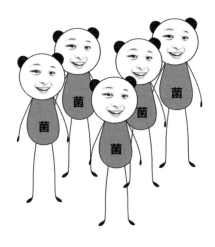

总之，如果你继续生熟不分地混用菜板，被感染的概率会大大增加！

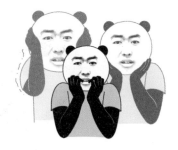

太吓人了！

错误习惯二：
使用潮湿的木质菜板

很多老爷用的木质菜板，平时用完了也不会特意晾干，水分渗透进木头里为细菌创造了疯狂繁殖的环境。

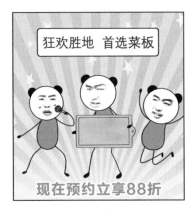

狂欢胜地 首选菜板

现在预约立享88折

大家平时也很少有换菜板的意识，时间久了，菜板就会长出红橙黄绿青蓝紫色的霉斑，甚至长毛！

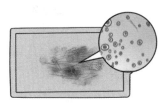

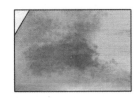

更可怕的是，在这些霉斑里很有可能就隐藏着一种大佬级别的细菌——黄曲霉菌。

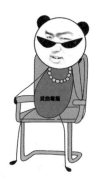

黄曲霉菌的战斗力超强，强得逆天，因为它能产出一种毒性极强的物质——黄曲霉毒素。

我是一个没有感情的杀手

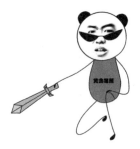

黄曲霉毒素是最强的生物致癌剂之一，其毒性是砒霜的68倍！

较低剂量的黄曲霉毒素就可能致癌，剂量大甚至可致死！

还能更惨点儿吗？

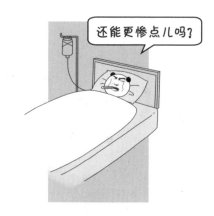

能……

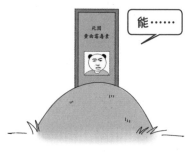

感兴趣的老爷们可以去查看一下"1974年印度黄曲霉毒素中毒事件"，再看看你家多年没换的木质菜板，赶紧扔了吧！

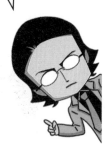

错误习惯三：
菜板清洗方式不对

很多人家里清洗菜板的方式是拿刀刮一下，再用水冲一冲，完事儿。但这样**基本没用！**因为菜板看似光滑平整，实际放大后却有很多纹理和刀痕，大量细菌就藏在这里。简单的刀刮、水冲根本赶不走，也杀不死它们。

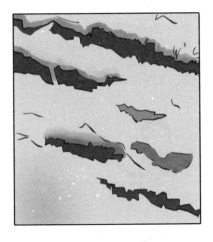

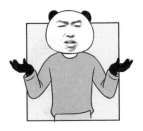

那我拿热水烫总行了吧？

呵呵，对大部分有毒物质来说，热水烫也不好使！

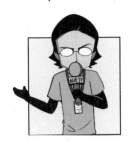

志贺氏毒素：
80℃煮10分钟才能灭活

肠毒素：
100℃煮30分钟仍无法被破坏

黄曲霉毒素：
280℃以上才能被破坏

就算用开水烫很久，你也只能除去部分细菌，该赖在上面的，还是在上面！所以，清洁菜板一定要

挑对方法！

○ 菜板清洁术 ○

第一步：先用清水+洗洁精清洗掉菜板的油渍、污渍；

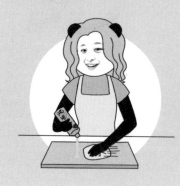

第二步：在菜板上撒一层盐，反复搓洗，以防止细菌滋生；

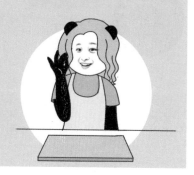

第三步：擦干放置于干燥处，有条件的话可以放在消毒柜中烘干。

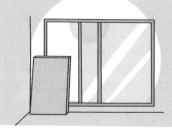

最后，别舍不得扔，菜板一般三个月就得换新的，最久一年一换。也可以考虑买不锈钢菜板，比起木菜板来说它不容易有刀痕，也就不容易滋生细菌。

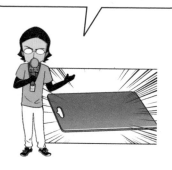

总而言之，家里的菜板一定要彻底清洗、及时更换！不然吃个饭都会"冒着生命危险"！

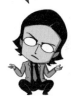

附录：

壹

厨房里还有哪些容易被忽略的肮脏角落？

曾经有研究显示，使用过的厨房刷碗海绵上的细菌多达362种。即使经过清洗或微波炉消毒，也无法彻底杀菌，所以需要经常更换。

刚洗过的碗碟叠放在一起容易积水，放进橱柜这种密闭环境的话，水分更是难以蒸发。细菌就滋生了。可以在洗碗池边设一个碗碟架，清洗完毕，顺手把碟子竖放，把碗倒扣在架子上，自然风干。

有些人喜欢把筷子放在塑料筷筒里，这也容易闷出细菌。最好选择透气性良好的不锈钢筷筒，挂在通风处。

汤勺、锅铲等厨具，不要随手乱放，不仅容易脏还可能"祸害"其他餐具。把它们挂起来，既卫生，还方便拿取。

贰

怎样有效消毒杀菌呢？

最常用的是煮沸消毒法：将清洗干净的碗筷放入100℃的水中，煮5~10分钟。

如果有条件的话，可以考虑买洗碗机。国家家用电器质量监督检验中心公布数据：用洗碗机洗碗比手洗能够节约3/4的水。洗涤水温在70℃以上时，可有效杀灭葡萄球菌和大肠杆菌等有害菌群。再通过余热烘干，可令餐具表面保持干燥，防止细菌滋生。

叁

关于黄曲霉毒素，我要再多提一嘴。除了菜板上，这些东西上也可能存在黄曲霉毒素：

1. 久泡的木耳；
2. 发苦的坚果；
3. 没洗干净的筷子；
4. 发霉的玉米；
5. 放久了的花生；
6. 小作坊的自榨油。

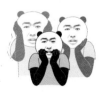

各位老爷在生活当中遇到了，一定要格外当心！

谣言十七：梦中抽搐是在长高

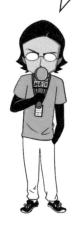

大家睡觉的时候有没有碰到过这种情况？

在半梦半醒的时候，

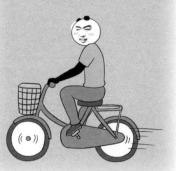

梦见自己骑了个车，

突然没把住车龙头，

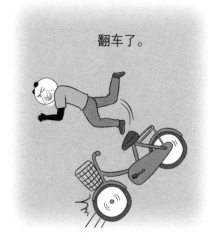

翻车了。

在车掉到路旁沟里的一瞬间，身体像触电一样抖了一下。

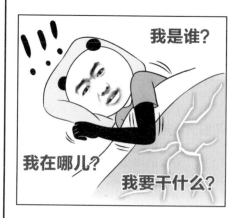

我是谁？
我在哪儿？
我要干什么？

朋友圈里针对这个现象的解释五花八门：

这是要长个儿了？

是不是癫痫啊？

难不成是我要离开这美丽的世界，而大脑在给我提前发讯号？

来来来，都别瞎想！听我一个一个跟你们解释！

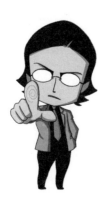

首先，身体抖跟长个儿没关系！

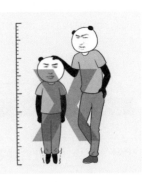

如果个子这么好长，人类平均身高都要突破2米了吧。

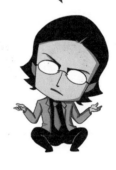

其次，身体抖也不是癫痫的前兆！

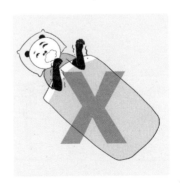

癫痫的发作症状很多，但每一种都远不止是"抖一抖"而已。

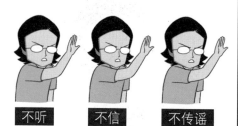

最常见的癫痫——

全面强直-阵挛性发作，

还同时伴有尖叫、吐白沫等症状，甚至会产生攻击行为。

你只是身体小小地抖一下，就不要往癫痫身上靠了。

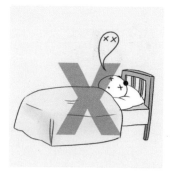

不听　　不信　　不传谣

另外，身体抖更不是大脑提前发死亡通告！

很多人都相信：身体抖是大脑以为你死了，给你发个信号试探一下。

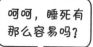

呵呵，睡死有那么容易吗？

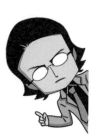

有数据表明：全世界有大约70%的人在睡梦中抖过，但是请放心，他们现在依然身体倍儿棒，吃嘛嘛香。

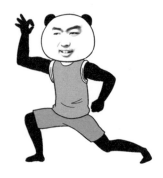

除非你有以下类型疾病：

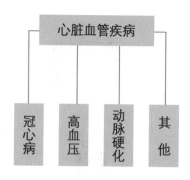

心脏血管疾病

冠心病　高血压　动脉硬化　其他

否则你是很难在梦中猝死的。

那睡觉前抖一抖，到底是怎么一回事？

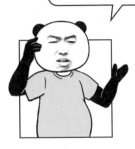

其实原因很简单！

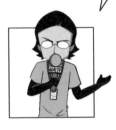

敲黑板！博士小课堂开始了！

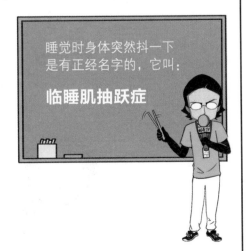

睡觉时身体突然抖一下是有正经名字的，它叫：

临睡肌抽跃症

简单说，**肌抽跃**就是一种肌肉的急速、不自主的抽动现象。

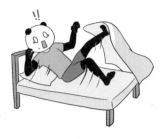

不过，你不要被这个名词吓跑，其实它跟身体健康没太大关系。而且你生活中已经遇到很多次了，

打嗝、眼皮跳都是肌抽跃的一种。

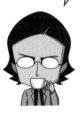

而睡觉时产生的肌抽跃一般分为两种情况：

一种是临入睡时的：入睡抽动。

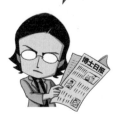

随着你渐渐入睡，四肢极度放松，

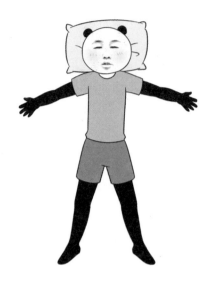

与此同时，大脑的控制力变低。

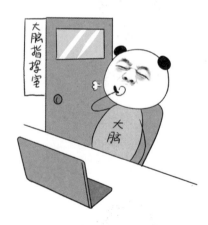

于是它没有力量来抑制四肢的条件反射了。

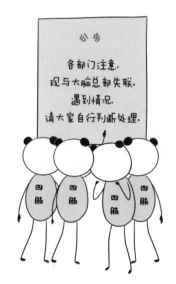

这时，如果稍有刺激，四肢立马条件反射，然后你就"大梦床上惊坐起"了。

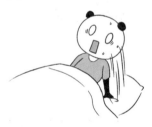

一般来说"入睡抽动"对你的睡眠完全没影响。

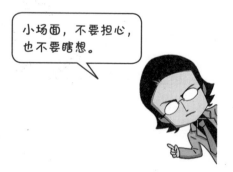

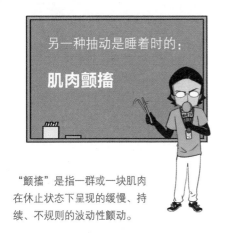

另一种抽动是睡着时的：

肌肉颤搐

"颤搐"是指一群或一块肌肉在休止状态下呈现的缓慢、持续、不规则的波动性颤动。

肌肉抽搐在睡眠中的婴儿身上更常见。

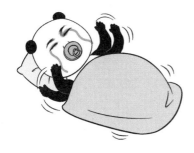

这种抽搐不会造成惊醒失眠，反而对你的睡眠有保护作用。

研究表示：

肌肉颤搐出现的频率越高，个体抵御外界干扰保持睡眠的能力越强，睡眠质量也越好。

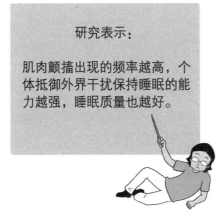

如果出现**临睡肌抽跃症**，大多数情况下是因为你过度劳累，压力太大，大脑神经长期处于紧绷状态。

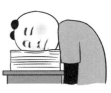

只要你少修仙，多休息，就可以减轻症状。

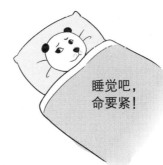

睡觉吧，命要紧！

但也有极少数情况是由于

神经衰弱引起的反射，

或

肠道寄生虫引起的毒性反应。

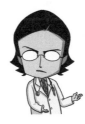

如果有很明显的不适反应，就及时去医院吧。

附 录:

提升睡眠质量,是当代年轻人最迫切的需求之一。掌握好以下方法,就能帮助你减少失眠:

① 换一套舒适的床单、被罩和枕头。床单、被罩的亲肤感,可以加快入眠。高低合适的枕头,能减少脖子的紧绷状态。

② 调整睡姿。以平躺和侧躺为主,千万不要趴着睡,一方面容易造成颈椎关节扭转过度和颈部肌肉疲劳,另一方面压住了胸口,不利于呼吸。

③ 尽可能选择裸睡。没有内衣的束缚,全身的肌肉可以得到更好的放松,消除紧张。不过,如果你有皮肤问题,心脑血管疾病,或者在外住宿,就别选择裸睡了!

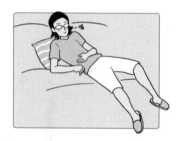

为什么我们住酒店的时候,会感觉酒店的床更舒服?

这是因为酒店的床,大多数使用了更好的"独立袋装弹簧床垫"。这种床垫有非常多的人性化设计,能够给你创造非常优质的睡眠环境。

此外,酒店采用暖色系低照度光源,浅色素面床单,厚厚的白色床套,都能营造出一种舒适感。

谣言十八：当心！眼睛里有"小虫子"会变瞎

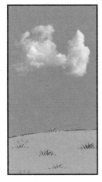

一个风和日丽的午后，

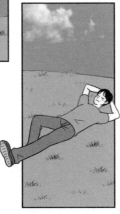

你躺在暖洋洋的草坪上，看着蓝蓝的天空发着呆。

突然，

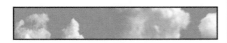

你的眼前飘过一群形状各异的**"小虫子"。**

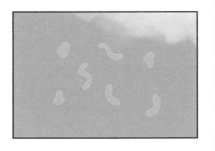

它们

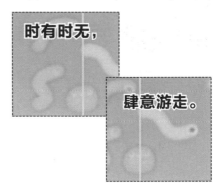

时有时无，

肆意游走。

更讨厌的是，怎么揉眼睛都揉不走！

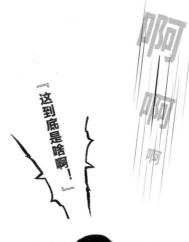

啊 啊 啊

『这到底是啥啊！』

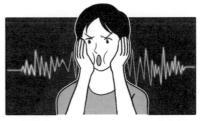

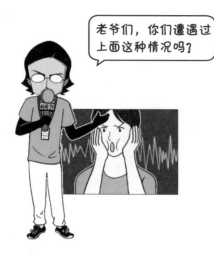

老爷们，你们遭遇过上面这种情况吗？

明明没有虫子在飞，你眼睛却能看见像虫子一样的**飘浮物**。

这到底是咋回事呢？

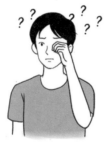

今天，我就给你们好好唠一唠，

眼睛里的"小飞虫"到底是个啥？

不过，在回答这问题前，咱得先了解一下：

1. 眼睛是怎么成像的？

我们的眼睛，就像一台高清的照相机：

当我们看向一处美景时，这片景色在光的折射下，会依次通过 晶状体 和 玻璃体 ，

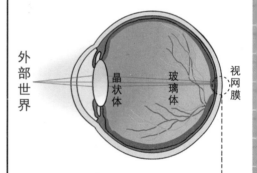

外部世界

晶状体　玻璃体　视网膜

最后在 视网膜 上成像。

其中，**视网膜**就相当于是相机的**底片**。

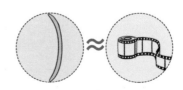

晶状体和**玻璃体**相当于**镜头**

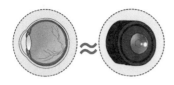

一旦镜头脏了，拍出的照片也自然会受影响。

就像这样

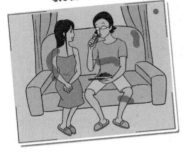

而出现**"飞蚊症"**，就是因为镜头之一的**玻璃体**。

变浑浊了

原本清澈透明，现在有很多杂质。

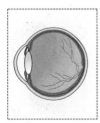 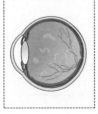

玻璃体浑浊，倒映到视网膜上，自然就会有阴影。原本看博士 英俊帅气，有阴影后看博士 略显瑕疵 。

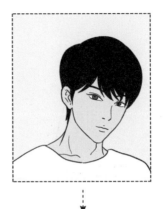

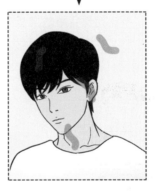

而这个阴影就是我们开头说的**"小飞虫"**。

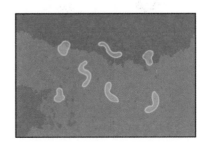

2. 那为什么玻璃体会变浑浊呢?

其实,正常形态下的玻璃体,是干净透明呈胶状的。

质地很像果冻

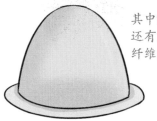

其中99%是水,还有1%是胶原纤维。

正常状态下的它就像一个年轻貌美的女孩子。不过随着年龄的增长,玻璃体也会变老。

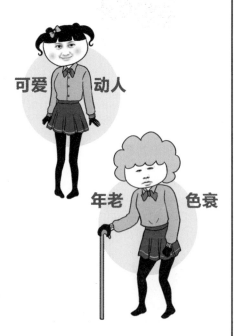

可爱 动人

年老 色衰

随着年龄变大(尤其是40岁后),玻璃体里面的"胶原纤维"和"水分"会逐渐变成杂质,就是凝胶状态破坏,水分析出。

 这个过程官方称呼是:液化

就是它们让玻璃体变浑浊,从而产生了飞蚊症。

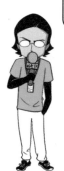

BUT

这时候肯定还有人疑惑:

不对啊!我才18岁,为啥也会看见小飞虫?

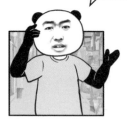

……你心里没点数吗?

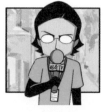

很多人虽然年纪小，但由于经常熬夜

刷手机

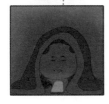

玩游戏

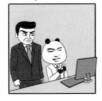

一天24小时，恨不得有20小时都睁着眼，玻璃体想休息都没时间休息。

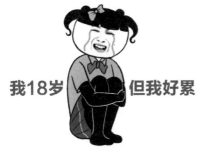

我18岁 **但我好累**

实在扛不住后，它就会迅速老化变浑浊。

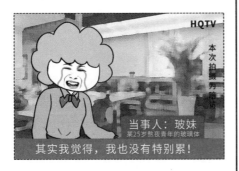

HQTV

本次拍摄为陪访

当事人：玻妹
某25岁熬夜青年的玻璃体

其实我觉得，我也没有特别累！

当然，老爷们最关心的问题，肯定还是——

---

3. 得了飞蚊症，是不是要瞎了?

其实，这个问题要分情况

如果只是偶尔看见小飞虫，并且寥寥无几，这属于生理性飞蚊症。

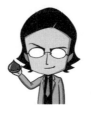

影响不大，它们只是在提醒你。

"别玩了，快休息！"

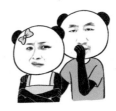

但是，如果眼睛看见大面积飞虫，就像下图这样。

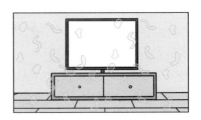

145

或者不仅会看到"飞虫"，偶尔还会闪过一道**白光**。

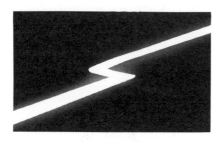

那你就要注意了！

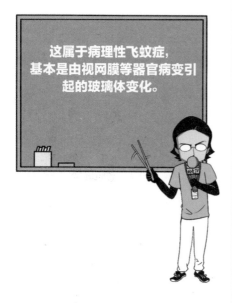

这属于病理性飞蚊症，基本是由视网膜等器官病变引起的玻璃体变化。

如果不及早治疗，情况严重的话眼睛可能会部分失明。

总之，情节严重直接去医院；只是偶尔看到"小虫子"的话，不会对你的生活健康产生什么影响。

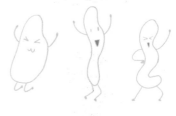

我们没什么可怕的！

平时注意检查一下眼部，多注意眼部休息就可以了。

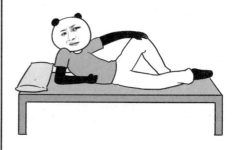

所以看完本书，就注意养成良好的作息吧，别再熬到**午夜12点了**！

附 录：

壹

"干眼症"是办公室人群普遍症状，而最简单的预防方法就是多眨眼。

我们的眼球想要滋润舒适，就需要泪膜的帮助。每一次眨眼，都会有一层新的泪膜涂在眼球表面。所以多多眨眼可以缓解眼球疲劳，减轻干眼的症状。

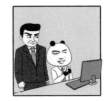

贰

按摩和贴眼贴，没法缓解眼睛疲劳，也保护不了你的视力。你之所以觉得舒服，是因为在按摩和贴眼贴的时候，你闭上了眼睛……

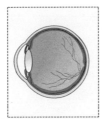 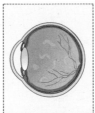

叁

防蓝光的眼镜，没有买的必要。因为日常生活中能伤害到眼睛的蓝光相当少。

手机的护眼模式，也并没什么用，甚至有可能因为亮度太低，为了看清屏幕上的内容用眼过度。

真正有效的，还是那句话：多眨眼，多闭眼，多休息！

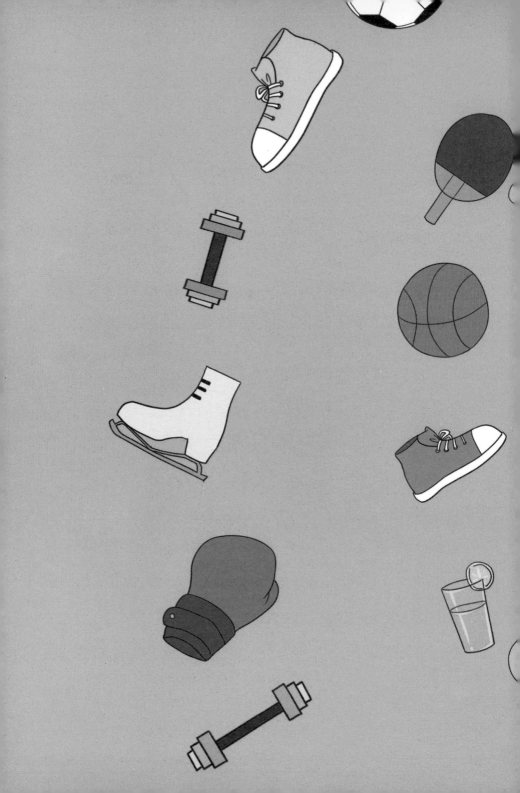

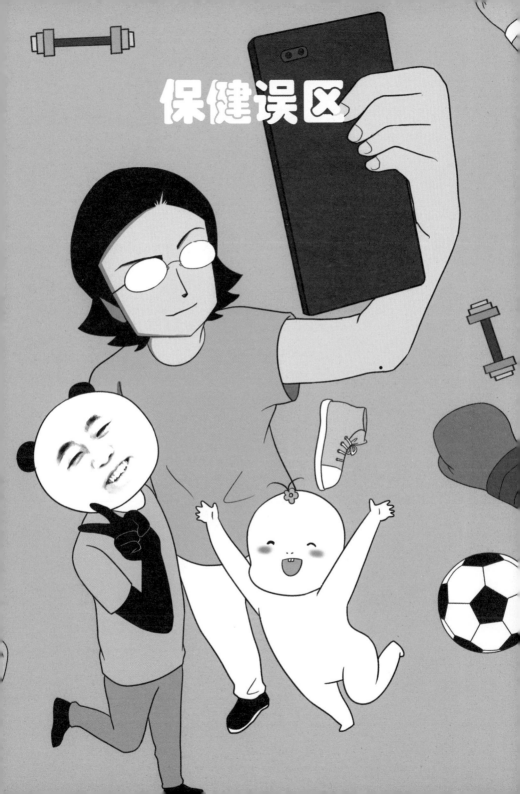

保健误区

前几天，博士收到了这样一条求助信息，是一个妹子发来的。

 博士你好，我被一个渣男骗身骗心，我很痛苦。

本着助人为快乐之本的精神，我主动担当起了知心大哥，倾听妹子讲述自己的故事。

一开始，他对我很好，各种嘘寒问暖，还温柔备至，我就上他当了。

后来慢慢发现不对，他钓上我之后，就像变了个人。

先是冷暴力，然后变成一不顺心就对我拳打脚踢，那段时间我真的很痛苦，后来还住了院。

天哪……

关键是他都这样了，我还是舍不得离开他。

这个妹子的经历实在是令人唏嘘，我正想该怎样开解她，妹子接着又发来了一条信息。

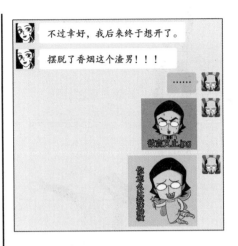

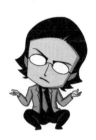

没想到我也有被套路的一天……

不过说起来，每天我们都能看到很多有关香烟的消息，我们确实都知道它像渣男一样，不是个好东西。

但你一定不知道的是，香烟其实是一个渣滓辈出的家族……

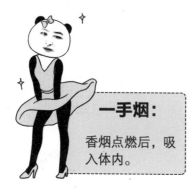

一手烟：

香烟点燃后，吸入体内。

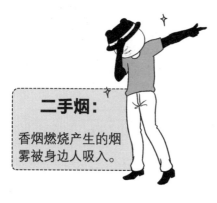

二手烟：

香烟燃烧产生的烟雾被身边人吸入。

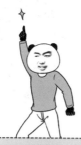

三手烟：

吸完烟后附着在衣服、家具、皮肤表面的残留物，会传播给身边的人。

今天博士要讲的是一个很容易被大家忽视，但最丧心病狂的烟中渣男！

没错，就是我：三手烟！

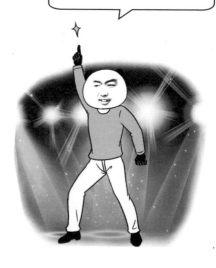

下面我就来说说三手烟到底是个啥样的渣男。

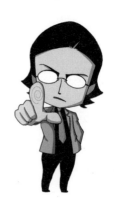

比起高调的一手烟和二手烟，三手烟最擅长的就是打伏击战。

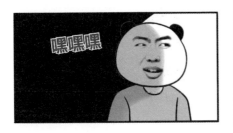

当人们吸完烟后，香烟里的尼古丁、烟雾中的有毒物就化身为三手烟悄悄埋伏在

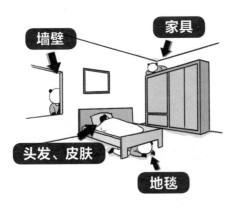

只要是你能接触到的地方就没有它去不了的。
然后这个渣男就会等待时机跟你来一次"亲密接触"。
更可怕的是三手烟青出于一手烟而胜于一手烟。

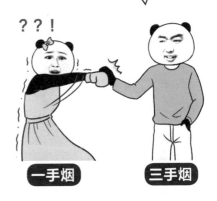

我们吸一手烟时吸入有害物质仅占总有害物的十分之一，其他的全都被三手烟携带着排入空气里。

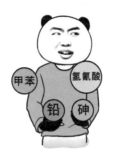

一旦你被这个渣男缠上，想脱身就难了！

三手烟有着渣男必备的硬核技能——脸皮厚。

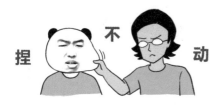

为了勾搭到你，不惜一切代价。根据家中通风和受污染的情况不同，它最长可以在你家里**滞留半年**！

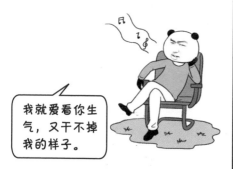

我就爱看你生气，又干不掉我的样子。

而其附着力极强，就算你天天大扫除，也无法赶走它，**彻底更换**壁纸、窗帘等家用物品才能免受三手烟骚扰。

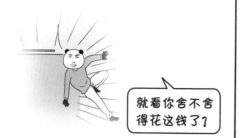

就看你舍不舍得花这钱了？

当三手烟占地为王后，它就开始露出獠牙。

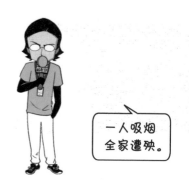

一人吸烟全家遭殃。

当你路过它的领地时，它会经呼吸**进入肺部**。

轻则咳嗽

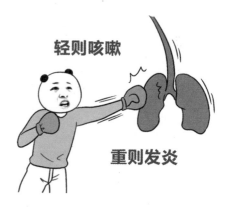

重则发炎

当你接触被三手烟污染的物体时，三手烟会粘在你手上，从手入口**再入消化道来个全身游**。

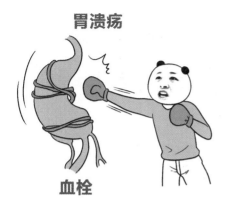

胃溃疡

血栓

就算你啥也不做，它还能凭自己努力，让体内的**尼古丁**与常见空气污染物**亚硝酸**反应，形成强大的致癌物——亚硝胺。

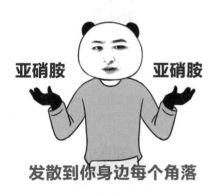

亚硝胺   亚硝胺

发散到你身边每个角落

这些致癌物一旦进入人体，就可能会钻进细胞里勾引核酸，引起**基因链断裂**或**碱基氧化**，为**癌症**打开大门……

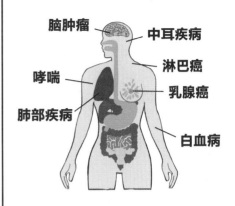

脑肿瘤   中耳疾病

哮喘   淋巴癌

肺部疾病   乳腺癌

白血病

另外，三手烟就连孩子都不放过！

由于婴幼儿免疫系统更脆弱，更爱用手抓玩具、用嘴啃物体，三手烟就能更轻易地侵入婴幼儿身体，甚至会影响其肺部、脑部发育。

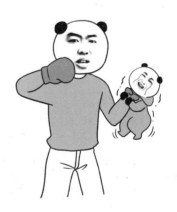

要从娃娃抓起！

甚至，这个渣男连**宠物**都不放过！！

**与不吸烟的人相比，
吸烟人养的狗患肺癌的
概率升高了60%。**

看到这里，肯定有老爷开始慌了。面对这么可怕的渣男，我们要如何摆脱它呢？

博士这里就明明白白告诉大家：彻底戒烟，跟渣男一刀两断！

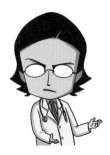

兄弟你也来了……

……

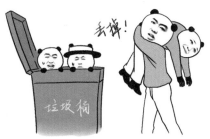

如果实在一时半会儿戒不了，也别抱着侥幸心理。

我去外面抽烟，危害不了家人。

在公共场合不吸烟，要吸就去规定吸烟区，吸完烟不要立马接触别人，在家里要定期彻底大扫除……

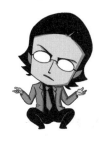

希望大家永远不要碰见这样的渣男啊！

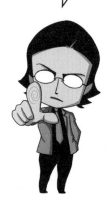

附 录:

壹

吸烟不仅危害自身健康,更污染环境。香烟燃烧产生的颗粒物是柴油机的十几倍,就算开窗通风散去了烟味,香烟燃烧产生的颗粒物还会附着在家具、床单、窗帘上,附着时间最长可达半年!

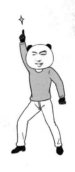

贰

中国女性患肺癌的主要危险因素其实另有元凶。柴火、煤烟以及油烟污染可能是中国女性患肺癌更重要的因素。

针对室内油烟污染,一方面要改进烹调方式,尽量减少油炸、煎炒、爆炒;另一方面要改进灶具,选用质量有保证的、抽油烟能力强的抽油烟机;再有就是要注意厨房通风。

叁

电子烟虽然比普通香烟少了焦油等有害物质,但仍然含有"尼古丁",这货还是会让你上瘾并危害健康。电子烟的气雾也包含一些微小颗粒、重金属、可挥发性混合物,有增加患心脏病和癌症的风险。

但经过英美两国的公共机构权衡利弊后,都倾向于认为,对于吸烟者来说,电子烟还是比香烟安全一些。当然,电子烟只能作为暂时的替代品,戒烟永远是第一选择!

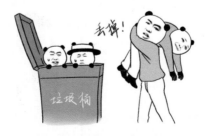

误区二：午睡一小时，胜过熟睡一整晚

从小老师和爹妈都说过这么一句话：

中午多睡会儿，下午才有精神。

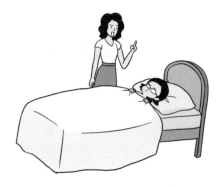

不管小时候的我们多不情愿，

我不要！

我不睡！

我爱学习！

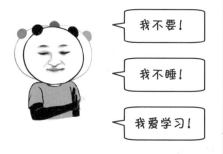

他们都会给我们按在床上或者课桌上。

让我看看是谁的小眼睛还没闭上？

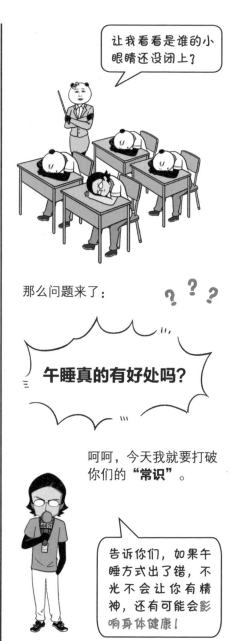

那么问题来了：

？？？

午睡真的有好处吗？

呵呵，今天我就要打破你们的"**常识**"。

告诉你们，如果午睡方式出了错，不光不会让你有精神，还有可能会影响身体健康！

先做个调查：

问	你们午睡都多长时间？
A	10~20分钟。
B	30~60分钟。
C	想睡多久睡多久，任性！

我相信这题大部分人，都会选 **B**。

因为我们潜意识里都觉得，午睡的
时间**越久越好**！

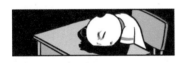

但鉴于要
·--- 上班 或者 上学 ---·

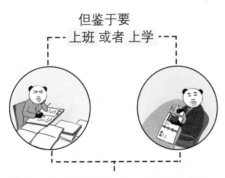

我们一般会控制在**30~60分钟**之内。
但实际上，睡这么久根本不健康！

这是为啥子呢？

其实，我们在睡觉
的时候，会经历一
个"睡眠周期"。

整个过程大约**90~120分钟**。

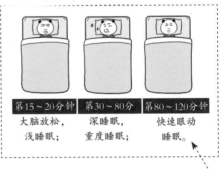

第15~20分钟	第30~80分	第80~120分钟
大脑放松，浅睡眠；	深睡眠，重度睡眠；	快速眼动睡眠。

快醒或做梦时

如果人在刚刚进入大脑放松和浅睡眠
阶段时就醒过来，这时候的大脑，不
仅完全放松，还会比之前更清醒。

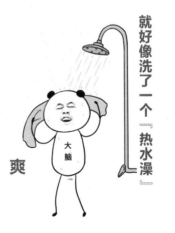

就好像洗了一个"热水澡"

爽

大脑

但你要是睡个30~60分钟，睡得正酣的时候被叫醒，

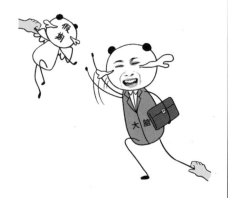

此时的大脑，就像放假玩得正开心时，**被突然喊回来加班的你**，不仅不乐意，还会悄悄抗议。抗议的第一步，就是**罢工**。

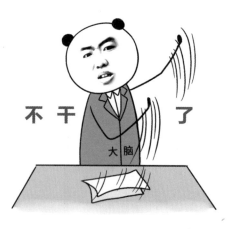

没了大脑的指挥，身体就会

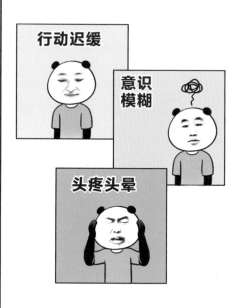

接着，它会朝你撒气。让你整个人变得：

悲伤、 迷茫、 暴躁。

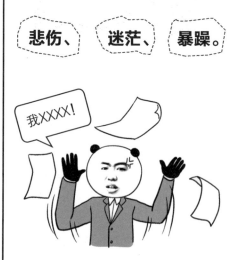

这也是我们常说的

qǐ	chuáng	qì
起	床	气

当然，这些状况，缓一缓其实都能缓过来。

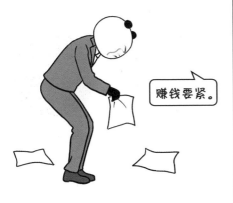

> 赚钱要紧。

更需要注意的是，大部分人不仅睡的时间长，**午睡姿势**还不太行。

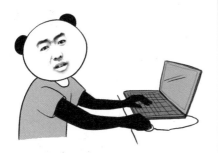

由于**条件有限**，很多老爷们午睡的时候，都喜欢趴着睡。

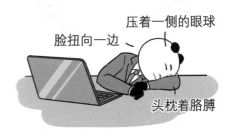

脸扭向一边
压着一侧的眼球
头枕着胳膊

这个姿势不光**不舒服**，长期趴下来还可能趴出**大毛病**。

当你头枕着胳膊时，

手臂长时间遭受压迫，

血液流通不顺畅，

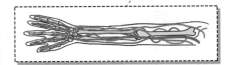

手麻　脚麻

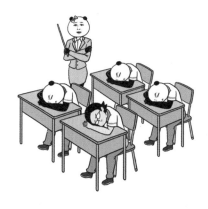

这也是你醒了之后，常常感觉手麻脚麻的原因。另外，你将脸扭向一边时，颈部肌肉长期处于一边**松弛**一边**紧张**的状态，

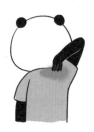

颈椎病也很容易找上门。

更可怕的是：趴着睡还会压迫眼球，影响视力，醒后会出现——

暂时性视力模糊！

长此以往，会造成眼压过高，诱发青光眼等疾病。

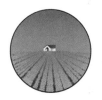 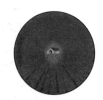

正常视力 - - - - → **青光眼视力**

天哪！
这么严重吗？？？

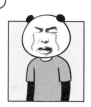

呵呵，除了姿势问题，午睡时大部分人还做错了一件事！

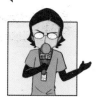

很多老爷不想耽误午休时间的一分
一秒。

吃饱喝足之后

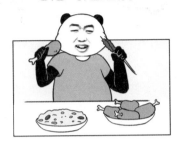

立马趴下睡觉

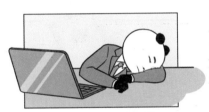

这时你的脑子感觉舒服了，但**肠胃**
可能就遭殃了。

人在睡着后身体会开启"省电模
式"，肠胃蠕动速度也会变慢。

昏昏欲睡

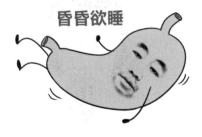

食物来不及消化，你醒了之后，
就会出现**肚子胀气**，甚至**打嗝**的
现象。

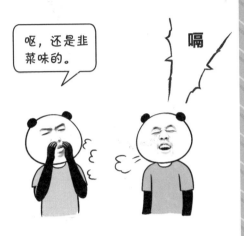

呕，还是韭
菜味的。

嗝

再加上你是趴着午睡，胃部受到挤
压，进一步增加了胃部蠕动的负
担，可能会出现胃反流的现象。

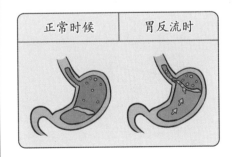

正常时候	胃反流时

综上，想要午睡睡得好，下面几点要记牢：

① 把握好睡的时间

吃完饭**溜达20分钟**后再睡，

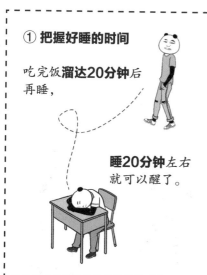

睡20分钟左右就可以醒了。

②调整好睡觉姿势

找一张宽敞又舒服的大床，然后躺下。如果没有这样的条件也可以抱个抱枕缓解下压力。

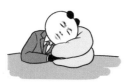

或者直接这样仰躺着睡。

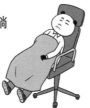

当然了，就算每天都不午睡，对身体其实也**没啥影响**。

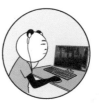

打两把游戏　　**看会儿电视剧**

或者欣赏一些优质的当代科普文章——比如《**一起来粉碎朋友圈养生谣言**》。

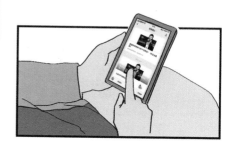

也一样能放松心情！

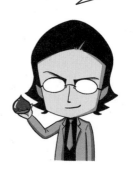

附 录：

壹

不是每个人都需要午睡，小朋友也一样。一味地强迫孩子睡觉，反而会让孩子有压力，影响晚上的睡眠质量。

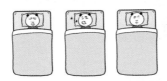

贰

饭后困了很正常，是血糖波动和相关激素分泌造成的，饭后适当活动一下，然后休息一小会儿，是可以的。

叁

小朋友的午睡时长一定程度上能反映他们大脑的发育情况。一般来说，午睡较少的小朋友，大脑发育得比较成熟。

肆

不想睡觉的中午，大家可以做些什么？
① 散散步或聊聊天，可以在缓解压力的同时增加锻炼。
② 时间充足的情况下，还可以骑骑自行车，呼吸新鲜的空气，帮助下午储备新的精力。

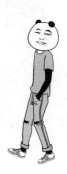

误区三：失眠？喝杯牛奶就完事儿了

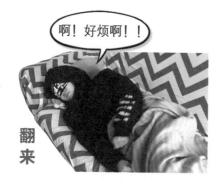

啊！好烦啊！！

翻来

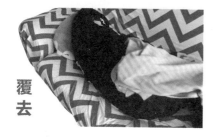

覆去

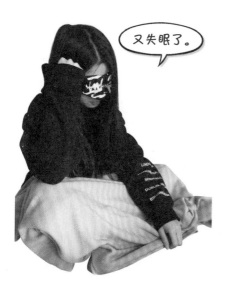

又失眠了。

上半夜睡得太晚，下半夜醒得太早。眼睛一闭一睁一睁一睁一睁一睁……一晚上就过去了。

网上流传着很多治疗失眠的方法，但到底有没有用，一直没人验证。

为了拯救当代年轻人，我，好奇博士，决定亲自找个小姐姐试一试！

关于解决失眠方法的研究

A Serious Research About the Solution of Insomnia

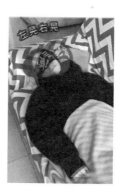

好奇博士 Dr.Curious　荣誉出品

166

一、市面上治失眠的方法？

Chapter 1

目前，主流方法有以下几个：
数羊法、喝奶法、锻炼法、听音乐、
ASMR（自发性知觉经络反应）。

另外，还有一些冷门的方式：478呼
吸法、听课程、听相声。

> 今天我一并给
> 你们测一测！

二、这些方法有没有用？

Chapter 2

先给大家介绍一下我们的测评小姐姐：

角色介绍

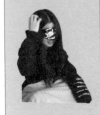

	小姐姐： 失眠老手；
	常见症状： 晚上睡不着， 白天睡得香。

作为资深失眠人士，她深受失眠困扰，
所以选她测评绝对没啥问题。

下面，我就带你们一个个测清楚！

数羊法

小时候每次睡不着就听见爹妈跟我
说"数羊就可以了"。

> 但它真的有用吗？
> 我们来看看！

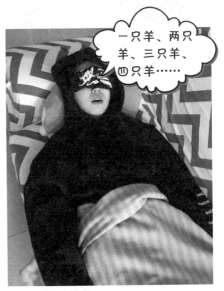

> 一只羊、两只
> 羊、三只羊、
> 四只羊……

> 一百零八
> 只羊……

摄影师都困了，怎么小姐姐还没困？

等等！在中国应该数水饺！睡觉=水饺！

重新来一遍！

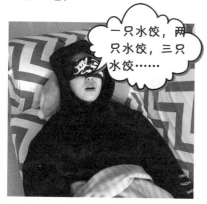

一只水饺，两只水饺，三只水饺……

数到第33只水饺的时候，

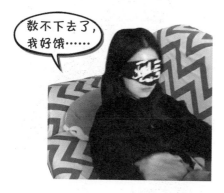

数不下去了，我好饿……

看来这个方法除了巩固一年级数学之外，其他并没什么用，还会有突如其来的饿……

测评等级： ☆☆

2

喝牛奶

一直有人说喝牛奶是失眠界的"扛把子"！
我们来试试牛奶的功效。

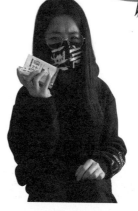

牛奶在手，睡眠我有！

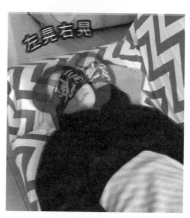

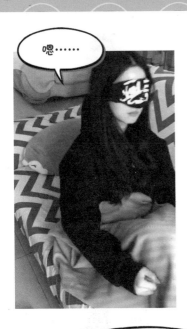

嗯……

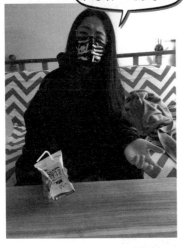

喝到一滴不剩，却不给我一场梦。

甚至还总有尿尿的欲望。

测评等级： ☆ ☆

3

听音乐

很多人会选择伴随着轻柔的音乐入睡，于是我们也尝试了一下音乐治疗法。

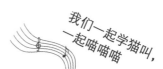

我们一起学猫叫，一起喵喵喵，

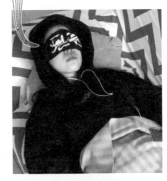

越听越兴奋，不如——

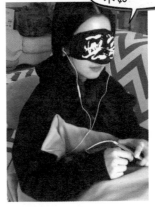

跳舞！

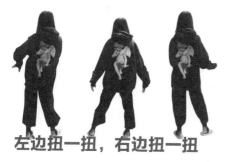

左边扭一扭，右边扭一扭

唉……
换一首缓慢的吧……

我一个人吃饭旅行，
到处走走听听

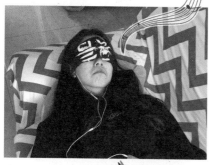

竟然有一丝丝莫名的悲伤。

听慢歌，不知道为啥总会想得更多，然后更加睡不着了……

测评等级： ☆☆☆

ASMR法

ASMR是指自发性知觉经络反应。具体来讲，是通过一些声音及视觉的刺激创造"颅内高潮"，然后产生睡意……
听不懂没关系，让我们来试一下：

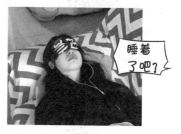

睡着了吧？

来，让我们凑近看一看，
小姐姐在笑。

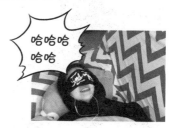

哈哈哈哈哈

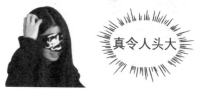

真令人头大

以为睡着了，原来是在装睡啊！！！

测评等级： ☆☆☆

锻炼身体

都说累了也就困了，那就锻炼身体吧！

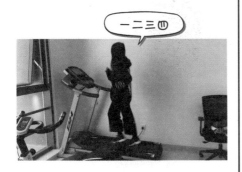

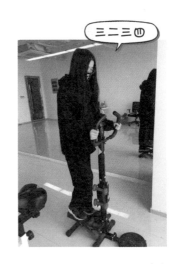

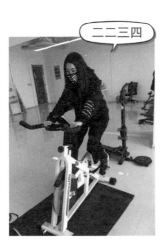

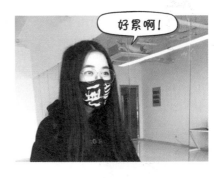

小姐姐为了不失眠，咬着牙坚持。但2个小时后，摄像师突然把摄像机丢给了我，然后说到点了，要下班回家。

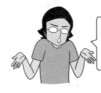

测评等级：☆☆☆

6 听相声

那啥！认真点，别笑！
这是我身边一个资深失眠者推荐的
方法，万一有用呢？

让我们来试一下！

突然

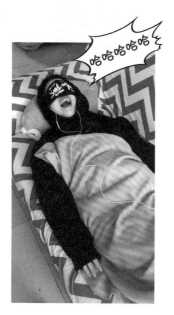

哈哈哈哈哈

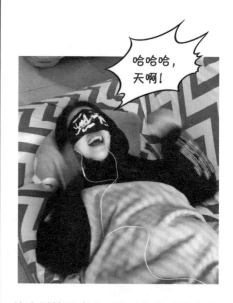

哈哈哈，
天啊！

就这样笑了半小时，小姐姐决定起床
认真听！

测评等级： ☆☆

7 听课程

一位伟人曾经说过，当你想睡觉的时
候，就去看课本吧。

——Dr. Curious

回想上学那会儿，无论何时只要老师
一说话，我就忍不住打瞌睡。

听老师上课或许是个助眠的好方法。

来，让我们找一节化学课。
然后……

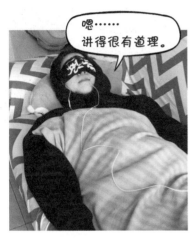

嗯……讲得很有道理。

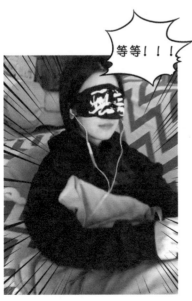

等等！！！

这道题竟然没学过！
不行，我得好好看一看！

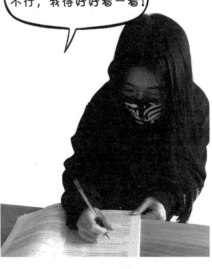

我爱学习，学习使我忘记睡觉。

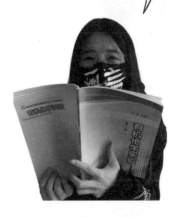

啊，忘记了，小姐姐是个学霸啊！

测评等级：学渣管用 学霸免疫

478呼吸法

这个方法虽然听说的人不多，但尝试过的人都说好。
具体操作方法如下：
吸气4秒，憋气7秒，呼气8秒，如此反复。几轮下来就有睡意了。

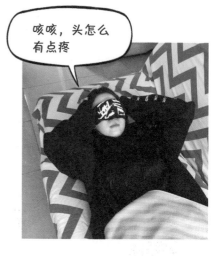

咳咳，头怎么有点疼

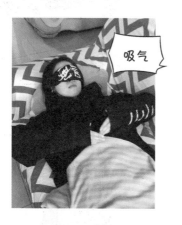

吸气

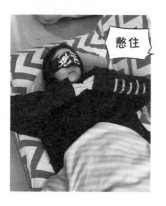

憋住

这啥破方法啊！

小姐姐试了几次之后，大脑都缺氧了！憋不住气的人就别尝试了。

测评等级：真的不管用

经过八种方法的尝试后，结果可以清楚地看出来，少部分有用，但也因人而异。大多都是无用功啊！

三、失眠到底怎么解决？

~~Chapter 3~~

看到现在，很多人都会好奇：

> 难道我就要这样一直失眠下去了吗？

其实很多失眠者都对睡觉产生了恐惧，比如到了晚上看见床就会焦虑。

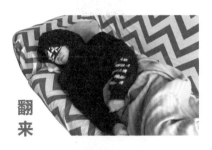

翻来

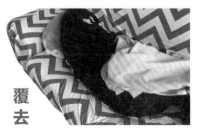

覆去

即使躺在床上，好不容易快睡着了也会一个激灵醒来。

> 啊啊啊！怎么又醒了？

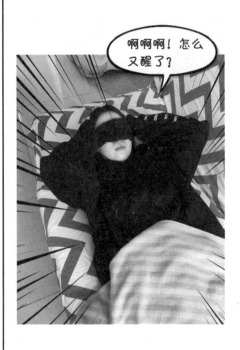

抱着这样的恐惧和焦虑，即使最有效的方法，也都难以生效，所以究竟该怎么办呢？

> 好了，别看小姐姐了，开始正儿八经地说了啊！

首先，营造一个适合睡眠的好环境——静、黑、舒适。

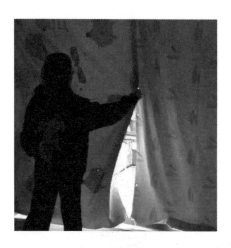

然后，放松警惕，消除焦虑——睡不着就睡不着吧。

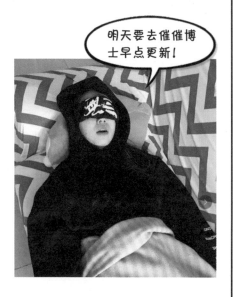

明天要去催催博士早点更新！

想想明天的生活计划，回想某次快乐的旅行或者经历，你会发现每天都会睡得更早一些，直到你养成了良好的睡眠习惯。

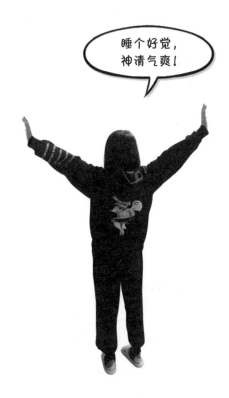

睡个好觉，神清气爽！

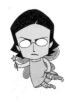

希望这个世界可以善待每一个失眠的人。

附 录：

壹

许多人觉得，老年人不需要太多的睡眠。事实上，这是误解。美国国家睡眠基金会的研究推荐：

65岁以上的老年人，每天睡7~8小时；

18~65岁的成年人，每天睡7~9小时。

很多老年人睡得少，主要是因为他们睡眠更浅，另外由于白天无事，他们经常会打瞌睡，所以晚上也不容易睡得着。

还有一些老年人睡觉少，是受疾病影响，比如心血管疾病、神经系统疾病如阿尔茨海默病、帕金森病等。

贰

为什么有人喝了咖啡会兴奋？

我们大脑里有两样东西：腺苷和受体。平日里它俩就是一对恩爱小情侣，两人一碰面就你侬我侬，导致你昏昏欲睡。

而咖啡因就像一个高富帅，受体一见到往往都经不住诱惑，屁颠屁颠就跟着咖啡因跑了。

所以喝了咖啡后，约莫过个十五分钟，你就会感到精气神十足。

为什么另外一些人喝咖啡一点作用都没有？

这是因为有些人的受体天生比较专一，只愿跟腺苷结合，咖啡因根本就没法诱惑到它们。这种人就算连喝好几杯咖啡，依旧是当睡则睡。

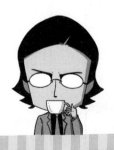

误区四：熬夜了，第二天多睡会儿补回来

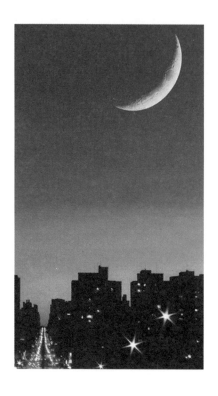

又是一个迷人的夜晚，你打开了电脑，和一个黄头发的妹妹愉快地聊天。

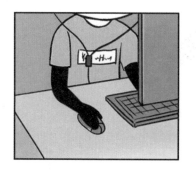

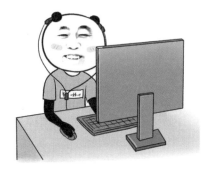

快乐的时光总是短暂，不知不觉就从黑夜聊到了白天……

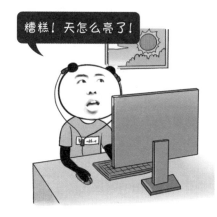

糟糕！天怎么亮了！

突然，你晕了过去。

问	你是为啥晕过去的？
A	被妹子无情拒绝，心痛昏厥。
B	被幸福冲昏了头脑。
C	熬夜熬太久，顶不住了。

选A和B的老爷你们在瞎想什么！哪有妹子大半夜和你聊天？

选C的老爷，我可得好好跟你们说道说道了。

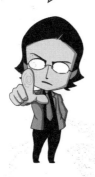

不管黄头发的妹妹有多可爱，都不能抵消熬夜对你的伤害！
因为熬夜就是一个大渣女！

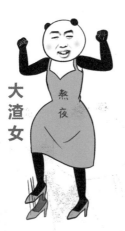

大渣女

每一个坚持不睡的夜晚，你都在被这个渣女无情伤害！它会想尽办法让你对它沦陷，其中最厉害的招数就是——让你爽！

等等！哪里爽？

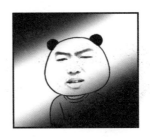

当然是大脑爽！

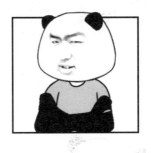

当你挺过最困的那段时间后，熬夜为了让你保持清醒，就会不断刺激你的大脑，使其分泌出让你清醒的"多巴胺"。

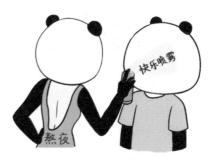

它能让你快乐、兴奋，心甘情愿地熬夜修仙。

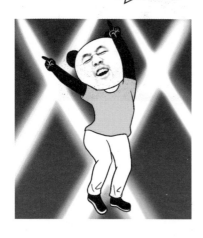

最神奇的是，多巴胺不光能让你整晚兴奋，甚至第二天也能精神十足。

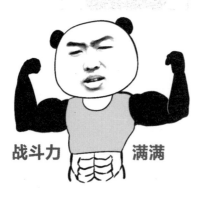

战斗力 **满满**

所以在考试前熬夜复习，考试时反而状态更好！
于是你很快被这个渣女俘获了芳心……

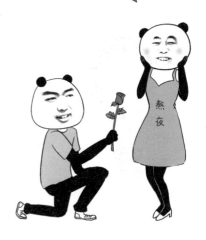

但可惜的是，熬夜让你快乐只是表象，伤害你才是它的最终目的！
毁掉你英俊的面庞，就是它计划的第一步。

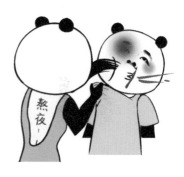

先给你揍出黑眼圈，再改变你的内分泌，从而引起一系列能降低你颜值的连锁反应。

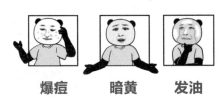

爆痘　　暗黄　　发油

接着，熬夜又把魔爪伸向了你迷人的身材。

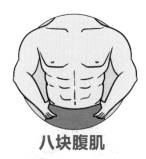

八块腹肌

要知道，睡眠充足时，身体会分泌一种让我们就算不吃东西也很饱的"瘦素"。

顾名思义，我是会让你变瘦的东西。

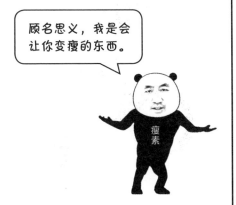

但熬夜时就不一样了，不但让"瘦素"没得分泌，还会产生一种让你产生饥饿感的"胖素"。

……名字是博士编的，但作用就是你想的那样。

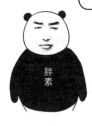

它会让你的食欲暴增，嗅觉也会变得更加敏感，不管吃的藏在哪儿，你都能循着味找到！

饿，饿，饿！我真的好饿。

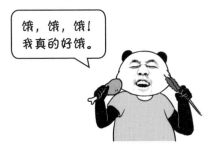

不光如此，"胖素"还会让你新陈代谢的速度变慢，睡觉时人会分泌生长激素，生长激素能降低脂肪合成，并促进其分解。

新陈代谢的速度和熬夜的关系

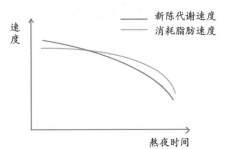

吃得多、消耗少，你就会又丑又胖又显老。

熬夜前　　　熬夜后

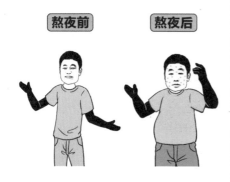

除此之外，熬夜还会损伤生殖系统！正常情况下，成年男性每晚会勃起5次左右。

这也是生殖系统休养生息的关键步骤！

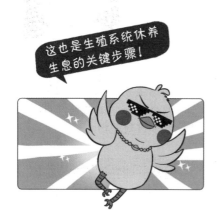

但你要是经常熬夜就不一样了，身体的很多地方都会因此受苦。

我很难受，非常难受

当事火鸡

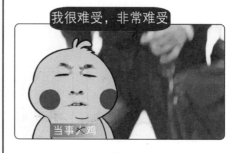

生殖系统一受苦就可能很难被叫醒。

把你的身体折腾得差不多后，熬夜为了防止你找它麻烦，还会伤害你本来聪明的脑子！

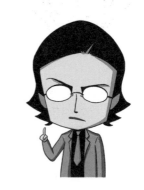

一顿　大脑　熬夜　毒打

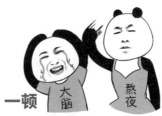

本来大脑是人体最聪明的器官，它非常懂得享受。每天都会趁你睡着的时候到它专属的洗浴中心搓澡。

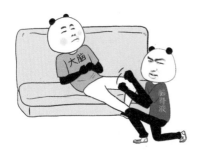

洗浴中心的搓澡师傅，叫作"脑脊液"。

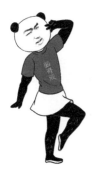

客人，我是技师7号。

它会沿着大脑的间隙开搓，一直搓到大脑表面，把你大脑里的脏东西排出脑外，维护大脑运行。

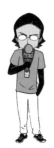

但如果你去找熬夜那个小妖精玩耍，这个澡大脑可就洗不成了。

这时的你，就会失去曾经令你骄傲的记忆力，拖着一副又丑又胖的身体，还想不起是谁坑的自己。

疑问三连

咋回事啊? 谁打我啊? 我也太惨了吧!

当然了，有人说熬夜也不是一点好处都没有。
每天少睡3小时，一天就相当于多活了3小时！一年就能多活1095个小时，一辈子算下来就能多活10年啊！

不过熬夜熬久之后，你可能会心律失常、血压升高，严重的甚至还会猝死。

猝 死

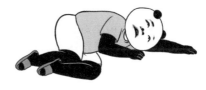

所以，咱还是好好睡觉吧！

附 录:

壹

睡眠周期总共分为五个阶段，这五个阶段又分两种不同的状态：

前四个阶段，脑电波呈现慢波状态，称为慢波睡眠；第五个阶段被称为快波睡眠。

慢波睡眠时人体生长素分泌增加，有利于身体生长和体力恢复。

快波睡眠期间，生长素分泌减少，但脑内蛋白质合成加快，有利于大脑发育与精力恢复。

贰

不同年龄段，对睡眠时间的需求完全不一样。

年龄	慢波睡眠/小时	快波睡眠/小时	总睡眠/小时
0～2岁	11.5	5	16.5
2～12岁	8	4	12
12～24岁	6	3	9
25～70岁	4	2	6
70岁以上	3	1.5	4.5

不过，以上数据仅做参考。大家实际需要的睡眠时间还是根据各自情况来定。记住，作息规律是关键！

误区五：每天烫个脚，活到九十九

每年冬天晚上睡觉前，我妈都不忘在我耳边单曲循环：

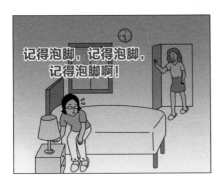

因为在老妈眼里，天冷泡脚暖身，脚臭泡脚还能杀菌！然而泡脚真有这么好吗？

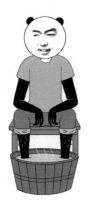

有一说一，泡脚确实有一些好处：清洁脚部、让脚变暖、改善局部血液循环。

但它对身体整体并没多大影响，更没有网上传的包治百病那么夸张！

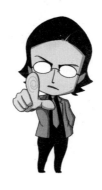

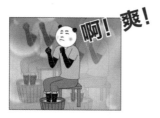

啊！爽！

有些老爷非常享受泡完脚身体流汗的感觉。所以就算被烫得龇牙咧嘴，每次泡脚的水温也是宁高不低。甚至有人觉得，不把脚烫红就不能算泡脚！

你这不是在玩水这是在玩火啊！要知道我们的皮肤其实很脆弱（脸皮太厚的除外），就算不到100℃的热水也能让皮肤烫伤！

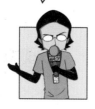

在70℃的热水中泡1分钟，或者在60℃的热水中泡5分钟，就有可能被烫伤。

更可怕的是，哪怕是49℃这种看上去不咋热的水，泡到9分钟以上，也可能导致皮肤表皮坏死！

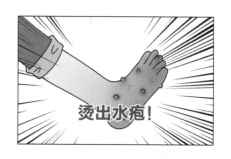

烫出水疱！

严重甚至还会烫出水疱！这种局部组织坏死，处理不当还可能发生溃烂。

这种情况有个学名，叫作低温烫伤。

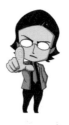

低 温 烫 伤

小科普：
低温烫伤是指身体长时间接触高于45℃的低热物体所引起的慢性烫伤。

很多老爷很喜欢一边泡脚，一边玩手机。不经意间抬眼一看，泡了半个多小时！

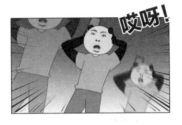

如果你经常这样做，那可得注意了！倒不是说会被老妈骂沉迷手机，而是——

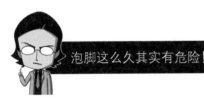

泡脚这么久其实有危险！

⚠️

用热水泡脚时，脚部血管会受热扩张，导致大量血液流向下半身，造成心脏、大脑供血不足。

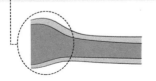

如果泡得时间太久，你有可能因大脑缺血而头晕，

还会增加得心脏病的风险。

另外刚吃完饭就泡脚的话，胃部的血液会流向下半身。容易因为胃部缺血影响食物的消化，日久天长还有可能得胃病。

难道我的胃病是这么来的？

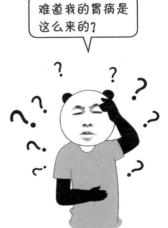

> 啥？泡脚还有适合不适合这一说？

> 有的！不适合泡脚的人，泡了反而可能出事！

在大家印象里的泡脚：

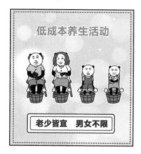

低成本养生活动

老少皆宜 男女不限

但事实上有些人压根不适合泡脚！

1. 儿童

正常情况下小孩子的脚会长成带足弓的形状。但如果经常泡脚受热，足底韧带就会变松弛，影响足弓的正常发育，这会增加变成扁平足的风险。

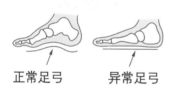

正常足弓　　　异常足弓

2. 脚气患者

> 首先辟个谣：热水泡脚治不了脚气！反而可能让脚气更严重。

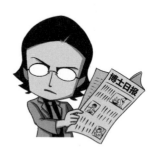

因为引发脚气的真菌主要是红色毛癣菌，想杀死它须在120℃下加热好几分钟，泡脚水那点儿温度根本不够！

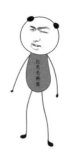

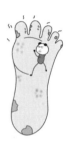

> 想杀死我没那么容易！

另外，泡了脚没擦干，你的脚就会变得潮湿，成为真菌的天然培养皿！脚气反而更严重。

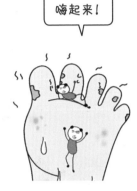

老爷们也别想着泡脚时加什么生姜、大蒜、醋等奇奇怪怪的东西。

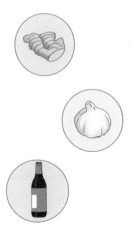

 毕竟你这是泡脚，不是腌猪蹄！

3. 静脉曲张患者

静脉曲张主要是血管里的静脉瓣出了问题，导致血液淤积在腿部血管，没法顺利回流到心脏里面。

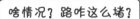
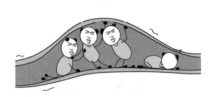

上面我也说了：泡脚会导致更多血液流向下半身，造成大量血液淤积在血管里。

这可能会促使血液沉淀，增加形成血栓的风险！

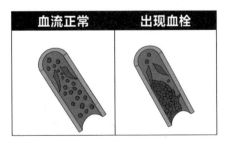

一旦血管被血栓堵住，身体组织就有可能因为缺氧而坏死！

4. 糖尿病患者

一些糖尿病患者往往伴有神经病变，脚部神经可能已经"失灵"。不管怎么加热水，都觉得泡脚水不太热。

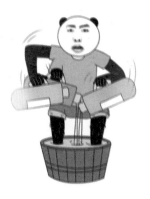

怎么不热啊？再加点热水。

因此，他们一不小心就会被严重烫伤。如果烫伤导致脚部溃烂、感染，甚至会有截肢的危险。

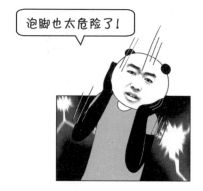

泡脚也太危险了！

看到这儿估计有的老爷已经蒙了，甚至不知道以后到底还要不要泡脚了。

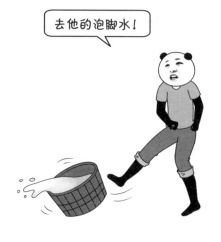

去他的泡脚水！

其实只要身体允许，同时按下面的方法来泡，就没啥问题。

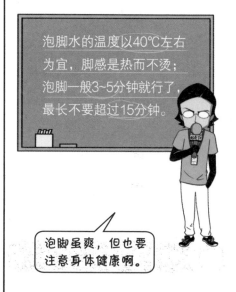

泡脚水的温度以40℃左右为宜，脚感是热而不烫；泡脚一般3~5分钟就行了，最长不要超过15分钟。

泡脚虽爽，但也要注意身体健康啊。

附录：

壹

这里给老爷们科普一下，脚气跟脚臭不是一码事。脚气通常是由真菌感染导致的，而脚臭则是细菌引起的。细菌会将脚部皮肤的蛋白分解成各种短链脂肪酸，这种物质浓度过高时，臭味也就形成了。

贰

生活中其实很容易"低温烫伤"！
冬天我们用的暖宝宝能产生50~60℃的温度，贴着身体感觉很舒服，不知不觉就贴了很久。这就是"温水煮青蛙"，皮肤接触60℃以上物体，持续5分钟，就有可能被低温烫伤。
同理，超长时间打电话，或者充电过程中使用手机，也可能被低温烫伤。

叁

被烫伤后怎么处理？
先看烫伤的程度！
① 一度烫伤
损伤皮肤表层，局部轻度红肿，无水疱，疼痛明显。
应立即脱去衣袜，用冷水冲洗或用冰块冰敷，进行"冷却治疗"。30分钟左右，疼痛不明显后，用烫伤膏涂烫伤部位，过3~5天就会自愈。
② 二度烫伤
真皮损伤，局部红肿疼痛，有大小不等的水疱，建议去医院治疗，一般医生会用消毒针刺破水疱边缘，涂上烫伤膏后包扎。治疗以抗感染、止痛、促进上皮组织愈合为主。
③ 三度烫伤
皮下脂肪、肌肉、骨骼都有损伤，呈灰或红褐色，立马用干净布包住创面，赶紧前往医院。千万不要在创面上随意涂紫药水或膏类药物，会影响病情观察与处理。

误区六：食物嚼碎了喂孩子助消化

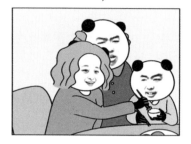

来，宝贝多吃点！

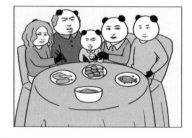

不要夹菜，这样不卫生！

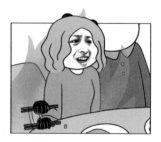

怎么？是不是嫌我脏？

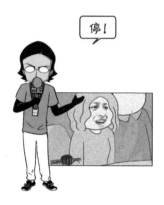

停！

在这儿我要说句公道话，我们绝对不是嫌弃！而是夹菜这种行为真的可能会影响身体健康，尤其是小朋友！

这跟一种经常在饭桌上传播的细菌——幽门螺杆菌有关。

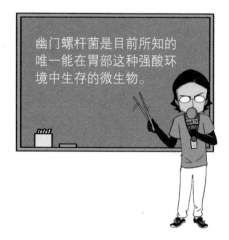

幽门螺杆菌是目前所知的唯一能在胃部这种强酸环境中生存的微生物。

就是这个长得有些像毛毛虫的玩意儿。别看它不起眼，你听过的那些肠胃病很多都跟它有关系！

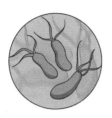

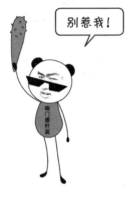

别惹我！

一旦不小心被它感染了，它就会迅速在你的胃里安营扎寨、不断繁衍。

我幽家终于有百万菌了！

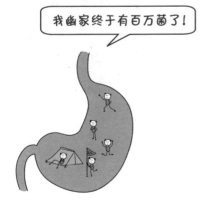

等壮大到一定数量后，它们会分泌出各种有毒物质损害胃黏膜：

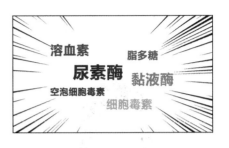

溶血素　脂多糖
尿素酶
黏液酶
空泡细胞毒素
细胞毒素

分分钟让你的胃丧失抵抗能力！

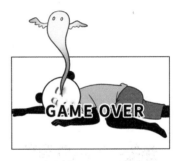

GAME OVER

更可怕的是我国约有59%的人都感染上了幽门螺杆菌！合计一下就是七八亿人啊！

天哪！
人数也太多了吧！

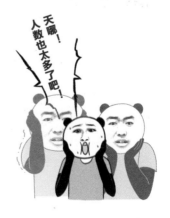

这一切的主要原因之一就是我们生活中的一些不良习惯，让幽门螺杆菌的传播变得非常容易！

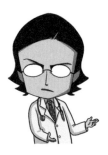

我们中国人不管是外出聚餐，还是在家吃饭，都特别喜欢一群人同吃一盘菜。遇见热情的长辈，他还会拿自己的筷子给你夹菜。

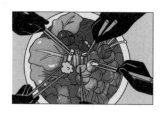

宝贝，我来啦。

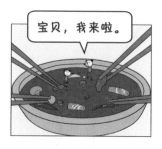

如果他们中有人已经被幽门螺杆菌感染了，幽门螺杆菌就有可能通过沾了唾液的筷子和饭菜，悄悄从他们的胃里，窜到你的胃里。

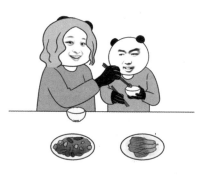

幽门螺杆菌经常是一人得病，感染全家！

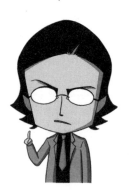

除了上面这种情况，还有一些老人喜欢把饭嚼碎了喂小孩。

"精准投喂"
幽门螺杆菌！

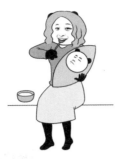

看得我真是捏一把冷汗啊！要知道小孩子的免疫力本来就比成年人弱，不仅更容易被感染，感染的后果往往也更严重。

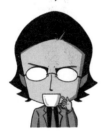

西非一项报告指出咀嚼喂养的幽门螺杆菌感染的危险系数为非咀嚼喂养的2.9倍。

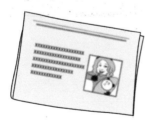

如果有上述不当操作，幽门螺杆菌就可能找上门来，并且越积越多！

没博士你说得这么夸张吧？这些事儿我妈我婶儿都干过，不也没啥问题？

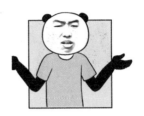

呵呵，你也太天真了！

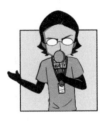

你现在看着没啥问题，可能是你很幸运，没有被感染，但也有可能只是体内的幽门螺杆菌数量暂时还没超标！

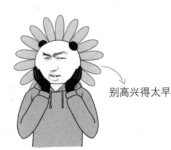

别高兴得太早

如果不当回事，放任幽门螺杆菌越来越多，慢性胃炎就会逐渐找上你。

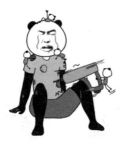

再严重点就有可能发展成比胃炎更严重的异型增生。

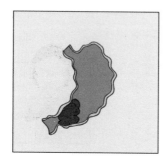

甚至有1%的概率演化成胃癌！

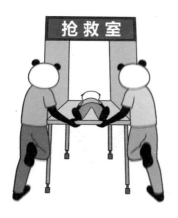

呵呵，别看1%这个概率不大，一旦真发生在自己身上，那就是100%！

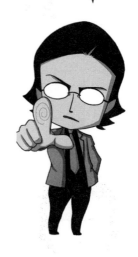

所以如果你出现了下面这些症状，就有可能是幽门螺杆菌超标了。最好尽快去医院检查！

幽门螺杆菌超标可能的症状

1. 经常上腹部疼痛，恶心，干呕；
2. 食欲差，稍微吃一点就有饱胀感；
3. 体重下降，甚至贫血；
4. 经常有口腔异味。

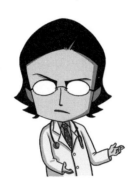

为了老爷们的身体健康，千万别等被感染了再解决。

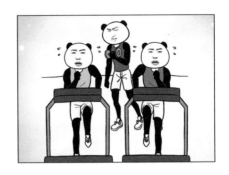

务必平时就养成良好的生活习惯，从源头上掐灭幽门螺杆菌找上你的可能。

生活小贴士

1. 勤洗手，尤其是吃饭前；
2. 碗筷用之前要认真清洗、消毒；
3. 分餐用餐或用公筷，减少交叉感染。

最后再多唠叨两句：烟酒啥的能戒也赶紧戒，少吃辛辣刺激的食物，同时多锻炼身体。

这些多少可以增强我们的抵抗力，也能帮助肠胃打败幽门螺杆菌。

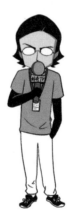

好了，以上就是今天超正经的科普！

附录：

壹

其他可能传染幽门螺杆菌的生活习惯：

幽门螺杆菌感染的主要途径还是"粪口传播"——饭前便后不洗手，幽门螺杆菌粘上手，污染了饮水或食物，你吃进胃里，就可能感染。

不过大家不要慌，虽然幽门螺杆菌感染者比非感染者患胃癌的概率高1~5倍，但是胃癌还需要其他因素的共同影响，比如基因、环境、不良饮食。

但有数据表明根除幽门螺杆菌可以使胃癌发病率下降约34%。

贰

幽门螺杆菌也不是一无是处，有研究表明，幽门螺杆菌对反流性食管炎存在着抑制的作用。而且还能预防儿童哮喘病。总而言之，要不要治疗，最好还是根据自己实际情况咨询专业医生。

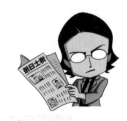

叁

以现在的医学来说，幽门螺杆菌是能被根治的，而且根治率可以达到90%以上。所以老爷们也不必谈幽门螺杆菌色变。

如果符合感染症状，并且影响了日常生活，最好去看医生。

一般幽门螺杆菌的疗程为两周，目前的主流疗法是四联疗法（四种药物联合治疗），用药结束4周后再复查效果。尽管治疗并不简单，但规范治疗是可以根除绝大多数幽门螺杆菌感染的。

千万不要相信各种"偏方"，保健品、大蒜、洋葱等治疗幽门螺杆菌统统都是谣言！

有病就要去看医生！

误区七：早晚刷牙就不会长蛀牙

不知不觉又到了一个美妙的夜晚。

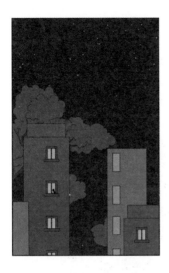

这个点时，想必老爷们都上床了吧。

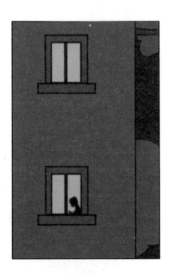

但是！

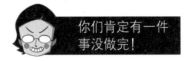

你们肯定有一件事没做完！

嗯？什么事？

当然是刷牙

看完今天的好奇博士就去刷。

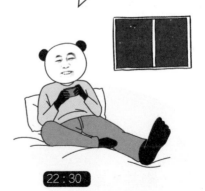

22：30

两个小时后……

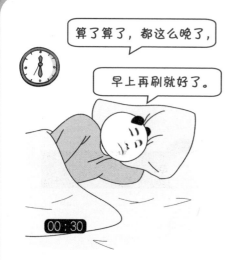

算了算了，都这么晚了，

早上再刷就好了。

00:30

停！如果有跟以上画面同样行为的老爷，

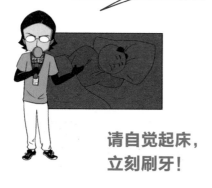

请自觉起床，立刻刷牙！

因为

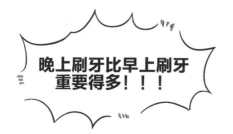

晚上刷牙比早上刷牙重要得多！！！

想知道为啥这么说？
我们得先来看看……

你刷牙到底刷的是什么？

人类潮湿的 口腔 是一片肥沃的土壤，**天生就有**许多细菌在这个地方安营扎寨。

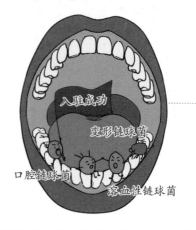

入驻成功

变形链球菌

口腔链球菌

溶血性链球菌

而我们每天吃完食物后，留在口腔里的**残渣**就像是给细菌的**营养补给**，帮助它们

↓

茁壮成长。

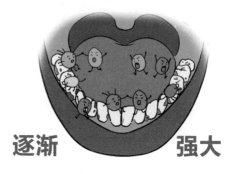

逐渐　　　　　强大

久而久之，这些细菌就会**越长越大，越聚越多**，从而形成**牙菌斑**。

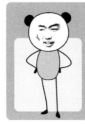

姓名：牙菌斑

性格：阴险狡猾
功能：破坏我们口腔健康

牙菌斑 非常喜欢躲在角落，越难清理的地方就越容易出现它们的身影。

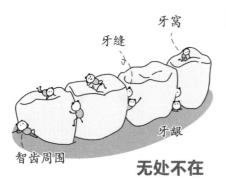

牙窝

牙缝

牙龈

智齿周围

无处不在

牙菌斑还相当顽强，简单地用水冲或者漱口 根本赶不走它。

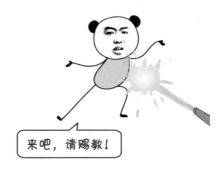

来吧，请赐教！

只能靠"暴力手段"——

刷牙！

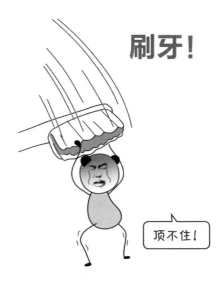

顶不住！

一旦我们**没有及时刷牙**，或者**刷牙的姿势不正确**，牙菌斑就会入侵你的牙齿和牙龈，引起**牙龈肿胀**和**蛀牙**。

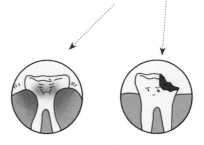

为什么晚上刷牙比早上刷牙更重要

首先明确一点：

早晚刷牙都很重要！

因为只要你的嘴巴里有唾液，细菌就时时刻刻都存在。

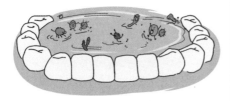

就算你把牙刷得再干净，只要几分钟，牙菌斑也可以**从无变有**。

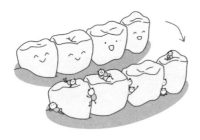

只要48小时，牙菌斑就会**从稚嫩发育到成熟。**

所以，一天刷两次牙，是对我们牙齿最基本的保护。

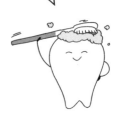

但是！

强而有力的转折，

晚上不刷牙的危害比**早上不刷牙**的危害要**严重**很多很多！
白天我们偶尔说说话、动动嘴、喝口水，

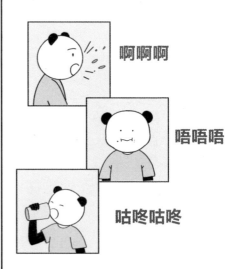

啊啊啊

唔唔唔

咕咚咕咚

这些动作一定程度上都能干扰牙菌斑的滋生。

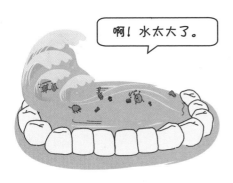

啊！水太大了。

这叫口腔的**生理性自洁作用**。

但晚上我们进入
睡眠状态时

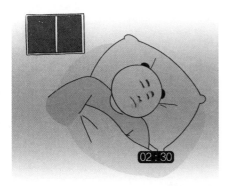

02：30

口腔活动减少，白天从食物残渣演
变而成的**牙菌斑**就会倾巢出动。

破坏口腔环境，侵蚀牙齿。

晚上就是我们的天下了！

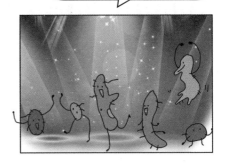

另外，闭合的嘴巴 缺少氧气， 厌氧
性细菌就会趁机 **结婚生子**。

这也是你一夜睡醒后，嘴巴里**散发
恶臭**的原因。

来，亲一个。

臭死了！走开！

有研究表明，一天晚上不刷牙就可能引起牙龈肿胀。

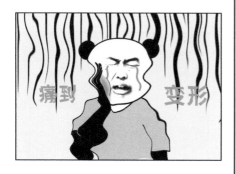

如果长此以往，**牙周病和龋齿**通通都会找上门来。

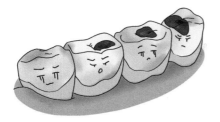

所以，
**睡前刷牙这件事真！
的！不！能！省！**

可我每天刷两次牙，为啥还会得牙病呢？

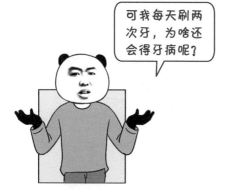

呵呵，你先问问自己，牙齿真的刷干净了吗？

许多人刷牙都是匆匆忙忙一分钟解决。

不光时间不够，姿势更加不对！

刷完的牙

你以为

实际上

用牙菌斑显色剂，你就可以清晰地看到刷完牙之后牙齿表面还是残留大量牙菌斑。

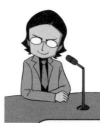

虽然你们可能听了很多遍，但今天我还要再强调一次！

· 巴氏刷牙法 ·

· 步骤一 ·

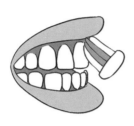

将牙刷对准外侧牙齿与牙龈交接的地方，牙刷与牙面呈45度角。

· 步骤二 ·

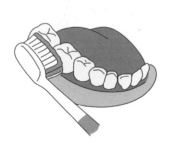

做短距离的水平运动，每2~3颗牙，前后刷约10次。

· 步骤三 ·

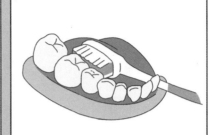

内侧的牙齿面，前后刷约10次。

· 步骤四 ·

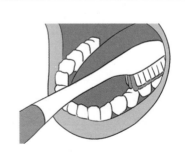

刷咬合面需要用力，因为上面有天然窝沟，前后来回刷约10次。

·步骤五·

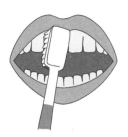

刷门牙的时候有点特殊，要把牙刷竖起来，

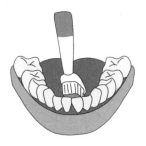

一颗一颗地上下来回刷，内外都要刷到。

·步骤六·

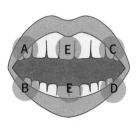

按照图片顺序刷，保证不会有遗漏，每个区域刷30秒左右。

·步骤七·

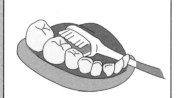

轻刷舌头，来回5次后，漱口冲洗即可。

请大家一定要反复观摩学习，牢记于心，并落实到位。

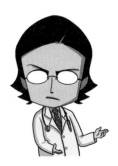

早晚都要认真刷牙。毕竟，我们的每一颗牙齿都很宝贵！

附　录：

壹

《第四次全国口腔健康流行病学调查报告》显示，35～44岁居民的牙龈出血检出率达到87.4%。这意味着：十个中年人，近九个牙龈出血！

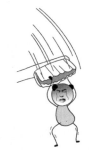

出血是牙龈发出的警告，意味着：牙结石太多需要洗牙了，或者你已存在牙龈炎、牙周炎了。

这时候应该做的是去找口腔科医生，找到牙龈出血的根本病因，而不是妄想用一种牙膏止血！

贰

"美白牙膏"不一定能美白！

美白牙膏里通常含有漂白成分和抛光颗粒。但刷牙时一沾水，漂白剂的浓度被稀释，作用很有限。而抛光颗粒与牙齿表面也只有短暂的接触，无法达到抛光的目的。

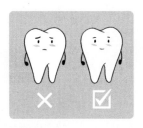

叁

再教老爷们一点挑牙膏的小诀窍：
1. 各种功效别迷信，认真刷牙最重要。
2. 认准含氟牙膏，低剂量的氟使牙齿的最表层变得更坚固，不仅能预防蛀牙，还不会对身体造成危害。

误区八：男人抗冻，一条秋裤能过冬

老爷们，你们还在饱受冬季臃肿的困扰吗？你们还在秋裤的深渊里无处可逃吗？

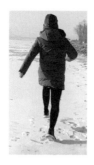

宁可冬天不要酷

不可一日无秋裤

不要慌！
今天我成功地为你们找到了一个更加显瘦又保暖的替代品。

下面，就让我自豪地给大家，展示一下我的研究成果。

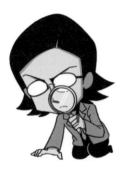

打底裤保暖性研究报告

Research Report on the Warmth of Dadiku

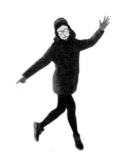

好奇博士
Dr.Curious 荣誉出品

前言Preface

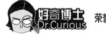

每年寒冬，男性同胞们裹着秋裤、毛裤、牛仔裤的时候，女性同胞们，往往都只穿着一条裤子——打底裤，更有甚者直接露着大腿和脚踝。
为了解开"女生冬天穿这么少到底冷不冷"之谜，本文以博士本人为研究对象，对女性常穿的打底裤和男性常穿的运动裤和秋裤，从手感、温度、抗风性、舒适度等方面进行全方位总结。

第一章：
女生的打底裤到底分几种？
Chapter 1

从我女朋友的购物车来看，至少有十来种。不同颜色，不同款式，不同厚度。

但为了实验的高效，此次我只选取了3种不同厚度的打底裤，与男生平日常穿的秋裤，分别进行4组实验。

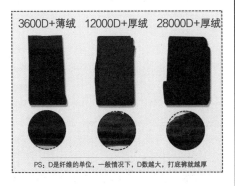

3600D+薄绒　12000D+厚绒　28000D+厚绒

PS：D是纤维的单位，一般情况下，D数越大，打底裤就越厚

第二章
打底裤的保暖性真的吊打秋裤吗？
Chapter 2

虽然我身边的女同胞们都表示：当然啊！但严谨的我还是决定要用数据来说话！

不然，我这篇内容就没有写的价值了

实验原理如下：
通过作者（也就是我本人）在室外试穿，以主观感受结合仪器测量，对不同条件下的腿部温度进行比较。

这次，我买的仪器是：

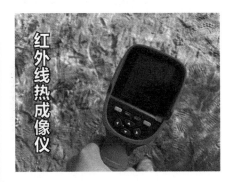

红外线热成像仪

当我换上裤子后，用它来测量腿部的温度，温度越高，就说明散热越快，保暖性越差。

当然，测评就要选择一个足够冷的室外，才能让人信服！
所以，我斥巨资去了趟哈尔滨松花江！

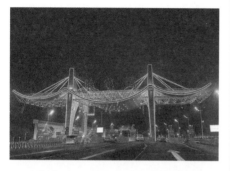

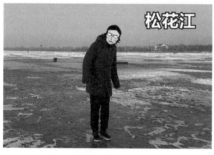

松花江

当天哈尔滨-19℃

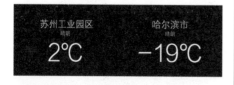

苏州工业园区 晴朗	哈尔滨市 晴朗
2℃	-19℃

啥概念呢？路上的人都穿着厚厚的羽绒服和大棉裤。就连狗，都穿得贼厚！

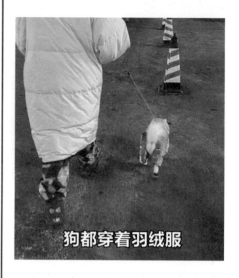

狗都穿着羽绒服

再来看看这冻成一整片的冰面！

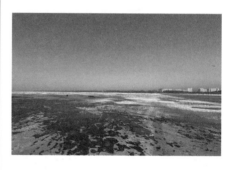

冰花就结了好几层。

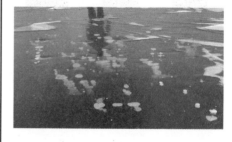

是个测评的好地方，唯一的缺点就是换装太麻烦！

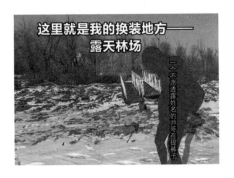

这里就是我的换装地方——
露天林场

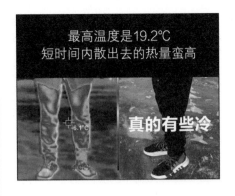

最高温度是19.2℃
短时间内散出去的热量蛮高

真的有些冷

但为了科学献身，这算不了什么！

话不多说，下面我就根据不同厚度，在雪地体验一下各种组合的保暖程度。开整！

而且，我一时大意，穿了网面运动鞋，结果不光冻腿，还相当冻脚！

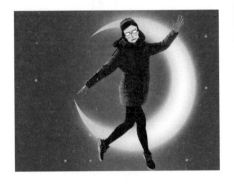

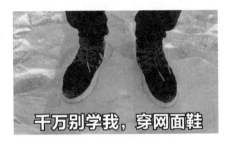

千万别学我，穿网面鞋

综合评分：☺ ☺ ☺ ☺ ☺

运动裤+秋裤

3600D打底裤

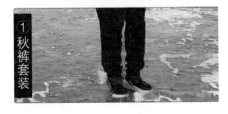

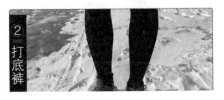

这身是我平时的标准搭配，在苏州这么穿一点都不冷！
但到了东北真的是冻到不行！

这条打底裤虽然比秋裤暖和！但是！但穿这一条在东北，完全不够啊。
穿着它，风不吹我都已经很冷了。

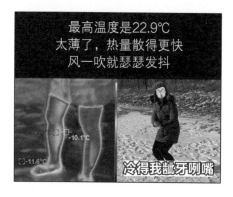

最高温度是22.9℃
太薄了，热量散得更快
风一吹就瑟瑟发抖

冷得我龇牙咧嘴

冷得我腿都撑不住，一直打滑！

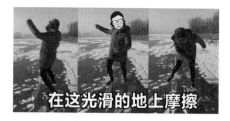

在这光滑的地上摩擦

综合评分：

12000D打底裤

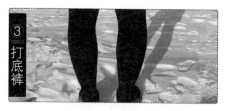

嗯……当我第一次看到有12000D的打底裤时，我很震惊："这得多厚啊？"

没想到，穿上后，它一点也不厚！加绒的内侧，让我在穿上的一瞬间，就感觉被温暖包围！

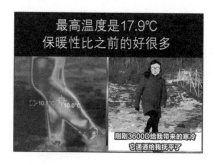

最高温度是17.9℃
保暖性比之前的好很多

刚刚3600D给我带来的寒冷
它通通给我抚平了

刚刚3600D给我带来的寒冷，它通通给我抚平了，而且这款我就买的普通女款（哪里怪怪的？）

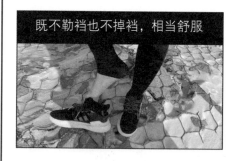

既不勒裆也不掉裆，相当舒服

超棒的延展性，我还能顺便给大家表演个劈叉。
只要不起大风，穿这一条打底裤，在-10℃的环境里，也完全够了。

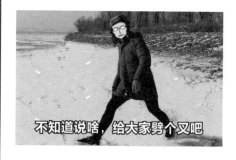

不知道说啥，给大家劈个叉吧

综合评分：

28000D打底裤

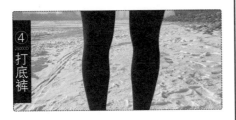

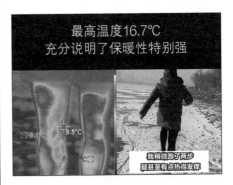

来来来，开头那个说在东北穿打底裤不顶用的，站出来！

今天，"人间极品"这四个词，我要送给这条28000D的打底裤！

12000D的在它面前，就是个"弟弟"！我以我的发量打包票，这条打底裤-20℃也不成问题！

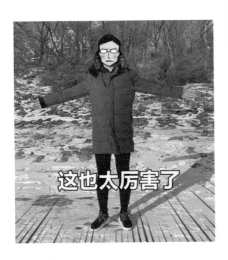

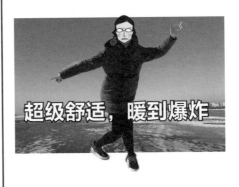

这条我买的是踩脚裤。

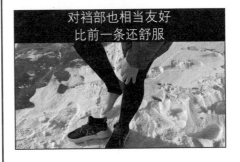

虽然它的D数是前面一条的两倍多！但是，它的厚度和重量完全没变！穿起来还是挺显腿细的！

更可怕的是，穿上这条，就算有风也不怕！！！

综合评分：😍😍😍😍😍

为了给你们一个更直观的感受，我将各个组合，从舒适度、保暖性等几个方面，做了一组数据表格，整理如下：

性能	秋裤套装	3600D连袜打底裤
保暖性	一般 东北扛不住	差 全方位漏风
舒适性	一般 有点皱吧	差 严重掉裆
美观性	差 显胖显腿粗	差 屁股都快露出来了
评分	★★	★

性能	12000D打底裤	28000D踩脚打底裤
保暖性	强 -10℃没事	非常好 甚至还会热
舒适性	好 完全不勒裆	相当舒适 踩脚不掉裆
美观性	不错 凸显我的大长腿	完全不会显腿粗
评分	★★★	★★★★

综上：打底裤确实很暖和！只要D数选得好，搁东北也是保暖届风度与温度兼具的最！强！王！者！

没有经历过实践的理论，都是纸上谈兵。

从上述研究来看，打底裤的性能十分优异，完全可以取代秋裤。

但目前男生穿搭打底裤的事例较少，为了验证其在男生生活推广的可能性，我特意将它穿到生活的各个场景中。

运动场

每次冬天运动，我都饱受衣服太厚、活动不便的困扰，广场舞都跳不利索！

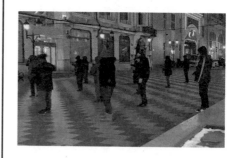

但穿上打底裤的一瞬间，我不光整个人都灵活了，还成为全场最靓的崽！

不论是甩陀螺，

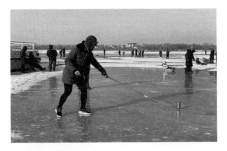

还是打保龄球，

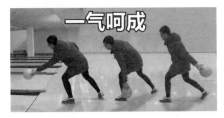

甚至是打篮球，都轻松自在，活动自如！

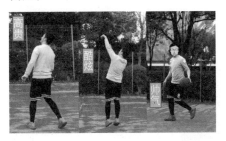

上下班

一个成年人，有80%的时间，不是在上班，就是在去上班的路上。

所以只有将打底裤运用在上下班的时候，才能证明它真正的价值。

为此，我特意像那些女孩子一样，用它搭配长羽绒服，直接穿去上班！

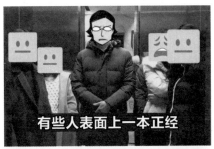

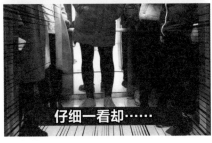

当然这个用法有一大缺憾：脸皮薄的人，穿不出门。所以为了广大男性同胞，我想出了第三个选项：

穿在裤子里。

服帖又安心，连袜子都省得买了，绝对有1+1＞2的效果。

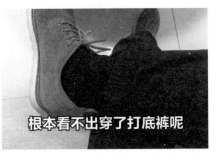

唯一需要注意的就是，穿打底裤时，尽量避免穿宽松的四角短裤，很容易引起不适。贴身四角或"骚气"三角内裤，兼容性更佳。

结语
打底裤的实践与应用

综上所述：
打底裤这种人间精品，我们男孩子
一定要拥有！！！

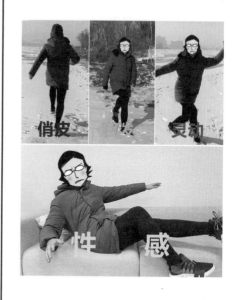

俏皮　灵动

性　感

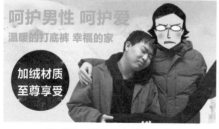

呵护男性 呵护爱
温暖的打底裤 幸福的家
加绒材质
至尊享受

你好　我好　大家好

千万不要因为面子，而错失如此
良衣啊！

如果你已经清晰地认识到打底裤的
优秀，
请现在！立刻！
落实到生活当中。

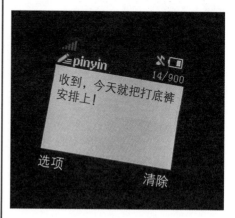

pinyin
14/900
收到，今天就把打底裤
安排上！

选项　　　　　清除

附 录：

壹

冬天想要穿得少又穿得暖，就得遵循这个三明治穿衣法！

① 外层选择防风的衣服，减少热对流。比如呢子大衣、冲锋衣。
② 中间层选择保暖的衣服，减少热传导。比如羽绒背心、羊绒衫。
③ 里层选择贴身又吸汗的内衣，防止出汗后导致汗的蒸发吸热。

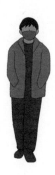

贰

这些冬天的安全事项，请一定谨记：
① 冬天手脚冰凉≠身体虚，多穿点衣服就好。
② 喝酒不能暖身子。喝完酒觉得暖暖的，只是因为血液循环，扩张了
血管。等到体内热量被消耗，反而会觉得更冷。
③ 使用暖宝宝的时候，可能被低温烫伤。人体皮肤很脆弱，不要贴肤
使用暖宝宝，不然会被烫伤。
④ 再冷也别戴着帽子过马路，容易出车祸。戴上帽子后，左右两侧的
视野会严重受限，很有可能看不到两边来的车。
⑤ 电热毯最好别折起来放，长期折叠不用，里面发热的电热丝可能会
受损断裂，稍不注意就会有漏电或火灾危险。

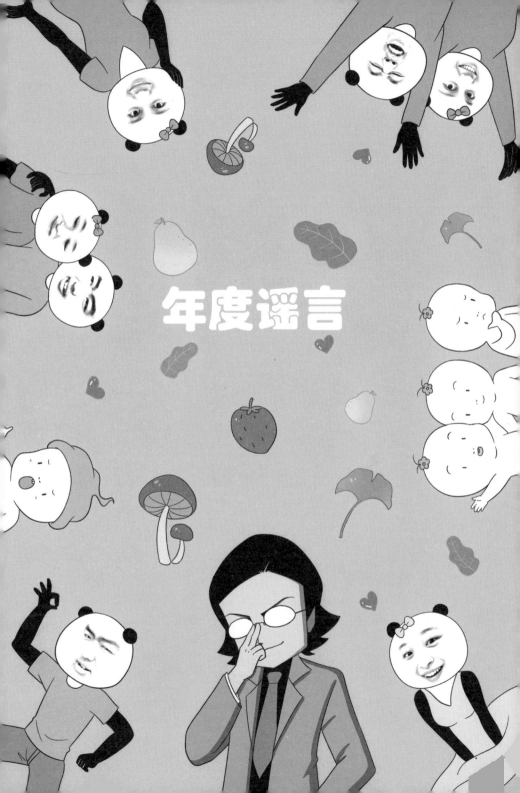

历年最坑的40条

养生谣言

吃素比吃肉健康

长期纯素食可能造成蛋白质摄入不足，导致免疫力降低，营养不良。

荤素搭配，营养均衡才最健康。

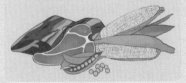

发热盖被子捂汗

盖被子无法散热，还可能让患者产生脱水、酸中毒、缺氧等症状。

尤其是小孩子，严重时可能会休克甚至死亡。

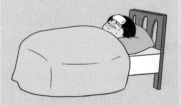

婴儿护肤品适合成年人

幼儿的皮肤大多是最理想的中性肤质，成年人的皮肤条件则比较复杂。

适合儿童的不一定适合你！

吃了头孢能喝酒

不只是头孢，酒和下面这些药都不宜同服：

抗炎药、抗生素、心血管药、抗高血糖药等16类近50种。

同样道理，吃了这些药也不能吃下面这些含酒精的食物：

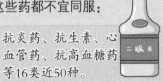

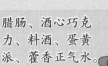

腊肠、酒心巧克力、料酒、蛋黄派、藿香正气水。

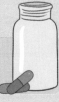

吃猪蹄能美容

口服的胶原蛋白经过消化后都变成了氨基酸，对皮肤基本没啥作用。

⚠️ 另外，外敷胶原蛋白也没啥用，皮肤是不能直接吸收大分子胶原蛋白的。

喝酒脸红代表很能喝

喝酒脸红的人其实不太能喝酒，强行让他们喝酒反而会对其身体造成伤害。

劝人喝酒致死是要负法律责任的！

消炎药治感冒

消炎药可以缓解感冒症状，但并不治病。很多人吃的"消炎药"，其实是抗菌药物。而大部分感冒是由病毒引起的，抗菌药物对其无效。

⚠️ 药物滥用还会加强细菌的耐药性，让细菌越来越难被消灭。

HPV疫苗会导致各种疾病

目前没有任何证据证明HPV疫苗会导致女性不孕和儿童畸形。WHO（世界卫生组织）也提倡使用HPV疫苗，降低宫颈癌的发病率。

不要让谣言毁掉了女生的生命安全！

喝粥养胃

糜状的粥能减少胃的工作量，但这主要是因为粥里营养物质太少了。除了体弱、消化能力差的人，健康人不宜长期食用。

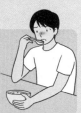

患有胃食管反流的患者，喝粥简直就是自讨苦吃……

被异物噎住倒立就好

这样做不仅不利于吐出异物，反而可能会造成异物进一步深入呼吸道。

正确的做法是：
海姆立克急救法

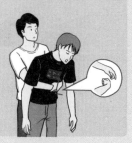

人体有排毒时间表

没有！也没有最佳睡觉时间表！11点前不睡觉也不一定有害！重点是作息规律。

只要你睡眠符合生活习惯，有固定的规律，每天睡足够的时长，几点入睡其实并不是很重要。

适量喝酒养生

著名医学期刊《柳叶刀》集结了多国学者，给酒判了死刑。酒精的安全摄入量：零。

只要喝酒对身体就有危害。
只喝一口也不行！

益生菌饮料很健康

并没有那么健康。

它们的含糖量甚至比可乐还高。但因为它比较好喝。人们喝起来往往会没有节制，就更容易摄入超标的糖分。

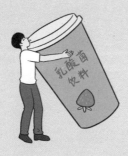

服用布洛芬会 造成永久伤害，甚至致死

确实有批不合格的布洛芬在美国被召回，但它们并未流入中国市场。在美国的召回报告中，也没有不良反应的病例。
遵医嘱正常使用布洛芬没有问题。

白醋洗脸美白

白醋不能美白，啤酒、淘米水，还有柠檬水也都不能美白！

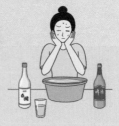

 用奇怪的东西洗脸反而可能会伤害皮肤。

左侧卧睡觉会压迫心脏

只要你没啥特别严重的心脏病，正常人不论什么姿势尽管睡！

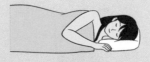

而且大部分人每晚会不自觉的换睡姿，平均要20次。

小龙虾吃尸体，喝生活污水

食用小龙虾大多是人工养殖的，重金属含量没传说中那么高。

吃的时候注意不吃虾头和壳就行了。

鼻子出血要仰头

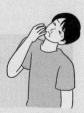

仰头可能会使血液倒流，严重时可能呛入气管，引发窒息。

吞下去的口香糖会粘在胃里

口香糖里的某些成分会被胃消化。不易消化的部分，也会随肠道蠕动排出体外，不会赖在体内不走。

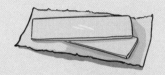

奶茶里的珍珠会导致胆囊炎

胆囊炎一般是由细菌、胆结石、胆囊息肉等引起的。奶茶里的"珍珠"是木薯淀粉做的小球，两者八竿子打不到一块儿。
但奶茶确实高糖高脂，并不健康。

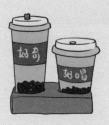

小飞虫钻进耳朵，可以用手或工具往外掏

你掏得越猛，虫钻得就越深。一不小心甚至可能钻破鼓膜，损害你的听力。

正确做法

利用虫的趋光性，到黑暗处用灯光照着耳道，把它引出来就行了。

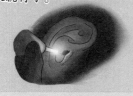

但注意，有些虫子是避光的！

泡面杯内层有蜡

泡面杯内层的主要成分是"聚苯乙烯"，不是蜡。

它是一种稳定且耐热的材料，并不会轻易化掉吃到胃里。

无痛人流零危险

无痛人流并不是无痛无伤害无危险，女性朋友有需要一定要找正规医院！

男人做家务会导致老年痴呆

做家务不光不容易得老年痴呆，还可以锻炼头脑和身体，预防老年痴呆。

烫伤可以抹牙膏

烫伤处不要涂抹芦荟胶、酱油或者牙膏等奇怪的东西。它们不仅无法治疗烫伤，反而可能加重伤情。

轻度烫伤后，立刻用流动的清水冲洗。重度烫伤要覆盖干净的纱布，尽快就医。

吃苦瓜会降血糖

苦瓜糖分很低，确实是糖尿病人的优选食物。但糖分少不代表能降血糖。

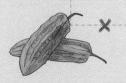

就像减肥时可以吃黄瓜，因为它热量低，并不是能帮你燃烧脂肪。

红糖补血

红枣、胡萝卜、菠菜、海带、莲藕和红糖都不补血。

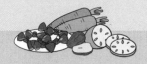

这些食物中含有的是人体吸收率较低的"非血红素铁"，对于补血没有什么实质性帮助。

"纯天然"、"手工"的护肤品才好

天然植物成分复杂，有很多不确定因素。再加上手工制作的生产环境和制作流程都很难达到卫生安全标准，缺少监管的产品质量堪忧。

脏乱差的小作坊，怎能做出让人放心用的口红？

无糖奶茶很健康

所有市售的无糖奶茶里都有糖，有的还不少！

商家的"无糖"只是不另外加糖，但奶茶本身就有许多糖分，除非他连奶都不放。

好喝也不能贪杯哦！

口服维生素C可以变白

口服后，维生素C大部分会被人体消化，分散到全身血液中，很难跑到皮肤上帮你美白。

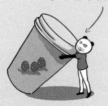

吃黑芝麻能让头发变黑

黑芝麻不行，吃什么何首乌、核桃等都不能让头发变黑！

毛囊内的色素是由人体内的基因决定的，吃东西对它没什么用。

量子波动速读能有效提高学习成绩

量子波动阅读并不能让你蒙眼识字，更不能几分钟读完一本书。事实上，量子波动只是一个物理学概念，和学习方法毫无关系！

家长们啊，不要再被收智商税了！

喝酒让身体变暖

这其实是种错觉。

饮酒后毛细血管扩张、身体散热速度会加快。

在大冷天为了御寒喝酒，反而更容易感冒。

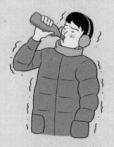

越戴眼镜越近视

 没有任何证据表明戴眼镜会加深近视。但是眼镜度数不合适有可能加深度数，所以大家一定要去正规医院验光呀。

得了鼠疫必死无疑

现代医学里，鼠疫早就不是无药可救的绝症。只要早发现早治疗，鼠疫的治愈率很高。

 国家也一直高度重视鼠疫防控，有完善的疾控体系，基本不再可能发生大范围流行事件。

淡黄色的牙齿不健康

才不是。
那种白到刺眼的，反而八成都是"整容货"。

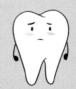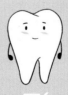

✕

食物一定要"不含防腐剂"才健康

不添加防腐剂的食物，可能会添加大量的盐和糖来起到防腐效果。

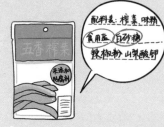

配料表: 榨菜 味精
食用盐 白砂糖
辣椒粉 山梨酸钾

⚠ 它们对健康的危害，要比那百分之零点几的防腐剂严重得多。

土榨花生油更健康

土榨油可能真的"无添加,不掺假"，但它们同样不会经过正规的食品安全检测，许多都是三无产品。其中黄曲霉毒素可能超标。

"土榨"的过程中的高温处理也会产生苯并芘、丁二烯等致癌物。

昏迷了，赶紧掐人中

轻微的昏厥，你不掐人中他也会醒。

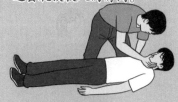

脑出血或心脏停搏的那种昏迷，你怎么掐他也不会醒，还会耽误救人的时间。

心肺复苏不能按太大力

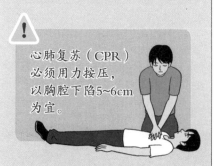

⚠ 心肺复苏（CPR）必须用力按压，以胸腔下陷5~6cm为宜。

如今，我们每天都会听到不少谣言。它们有的大，有的小，但只要有人轻信，结果往往都不会太好。

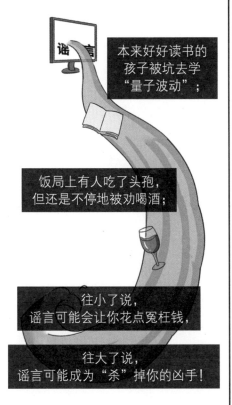

本来好好读书的孩子被坑去学"量子波动"；

饭局上有人吃了头孢，但还是不停地被劝喝酒；

往小了说，谣言可能会让你花点冤枉钱，

往大了说，谣言可能成为"杀"掉你的凶手！

但辟谣这件事本身又很困难，转发辟谣文章到家族群，可能惹得家人在微信上和你绝交。

"断绝亲戚关系"

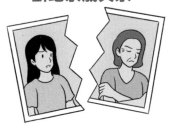

苦口婆心地跟爸妈辟谣，比不过朋友圈里"专家"打的一则漏洞百出的广告。

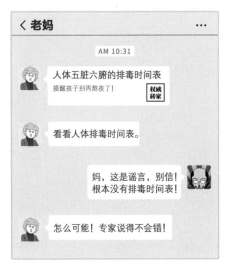

〈 老妈　　　　　　　　…

AM 10:31

人体五脏六腑的排毒时间表
提醒孩子别再熬夜了！　　权威砖家

看看人体排毒时间表。

妈，这是谣言，别信！根本没有排毒时间表！

怎么可能！专家说得不会错！

作为科普工作者的我们，每次辟谣压力都很大。

但是，哪怕只能帮到一个人，我们也愿意把辟谣进行到底。

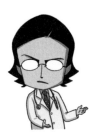

为了自己，也为了朋友和家人，希望大家和博士《一起来粉碎朋友圈养生谣言》！

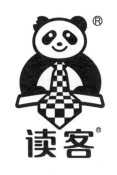

激发个人成长

多年以来，千千万万有经验的读者，都会定期查看熊猫君家的最新书目，挑选满足自己成长需求的新书。

读客图书以"激发个人成长"为使命，在以下三个方面为您精选优质图书：

1. 精神成长

熊猫君家精彩绝伦的小说文库和人文类图书，帮助你成为永远充满梦想、勇气和爱的人！

2. 知识结构成长

熊猫君家的历史类、社科类图书，帮助你了解从宇宙诞生、文明演变直至今日世界之形成的方方面面。

3. 工作技能成长

熊猫君家的经管类、家教类图书，指引你更好地工作、更有效率地生活，减少人生中的烦恼。

每一本读客图书都轻松好读，精彩绝伦，充满无穷阅读乐趣！

认准读客熊猫

读客所有图书，在书脊、腰封、封底和前后勒口都有"**读客熊猫**"标志。

两步帮你快速找到读客图书

1. 找读客熊猫

2. 找黑白格子

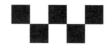

马上扫二维码，关注"**熊猫君**"

和千万读者一起成长吧！